知的生きかた文庫

認知症は自分で防げる！治せる！

竹内東太郎

JN109244

三笠書房

身近な人に、こんな症状がありませんか？

□今日の日時がわからない
□外出しなくなるなど、「近ごろ人が変わった」と感じる
□伝えたのに、同じことを何回も聞く
□周囲がおかしいと思うわりには、
本人は平然としている
□今までしていた趣味や習慣をしなくなった
□ささいなことに怒ったり、ふさぎ込んだり、
これまでにない行動が見られる

もし、思い当たることがあったら……

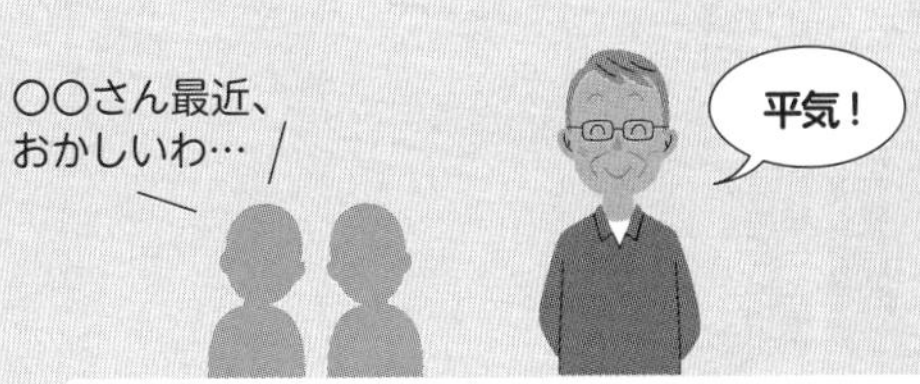

今すぐ「OK《オーケー》指体操」をすすめてあげてください！
「いい効果」がいっぱいだから
導入する施設も続々と出ています！

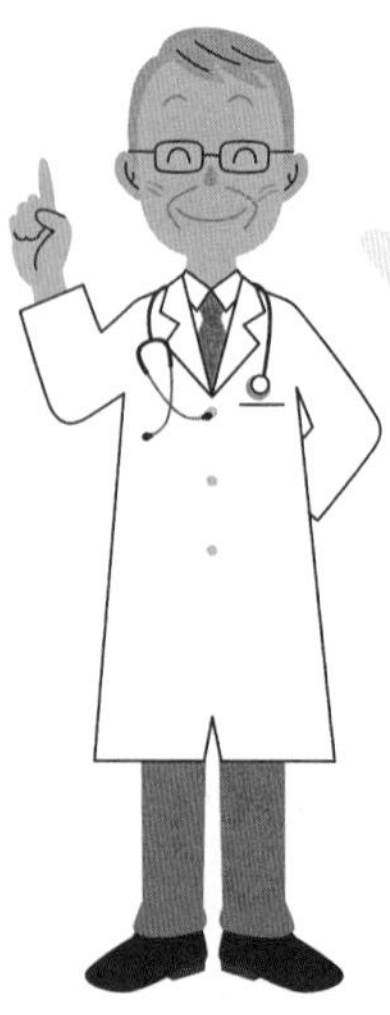

はじめに

明日が楽しみになる「ＯＫ指体操」
——満遍なく脳を刺激するから、改善する

認知症は防げる、治せる、それも「自分（患者さん自身）の力で」。

これは、気休めで申し上げているわけではありません。

数多くの症例に基づいた事実なのです。

もちろん、「どんな認知症でも」だとか、「完全に」とはいいません。

しかし、今ある認知症状を「回復させる」「進行を止める」、そして「予防する」ことは、かなりの確率で可能です。**それも患者さんご自身の力で。**

その大きな力になるのが、私が考案した**「ＯＫ指体操」**です。

そして本書は、認知症の進行をストップさせ、症状を回復させるための具体的な実践書なのです。顕著な効果あるこの方法を、より多くの方に広めたい一心で、私は本書を上梓しました。

「OK指体操」は、手や足の指をほんの数分間動かすだけ。**ご高齢者も、お体が不自由な方もできる、ごく簡単な運動です。**

それでいて、**脳のほぼ全域を満遍なく刺激できる**ので、非常にすぐれた効果が得られるのです。

実際、認知症ではない高齢の患者さん64名と、軽度の認知症が認められる患者さん48名に、「OK指体操」を1年間、毎日続けてもらったところ、次のような結果が出ました。

- **認知症ではない患者さん ⬇ 認知症の新たな発症はゼロ。**
- **認知症の患者さん ⬇ 症状の進行が抑えられたどころか、むしろ改善傾**

向が認められた。

さらに、ご家族へのアンケートでは、次のようなポジティブな変化が確認されました（重複回答あり）。

「元気になって、笑顔が増えた」（58件）
「歩く速度が速くなった」（52件）
「イライラしなくなった、穏やかになった」（46件）
「言動などがはっきりしてきた」（46件）
「会話が多くなった」（33件）
「自分のことは自分でやるようになった」（22件）

「ＯＫ指体操」を行なうことで、明らかに認知症状が回復し、日常の質もよくなっていることが、おわかりいただけると思います。

私も驚くほどのすばらしい回復を見せた例はいくつもあります。

たとえば、軽度の認知症にかかっていた70代の男性患者のSさんは、男性には珍しくフラダンスが大好きで、大会にも積極的に参加するほどの熱の入れようでした。

しかし、認知症にかかってからは、あらゆることへの意欲が急速に落ち、あれほど好きだったフラダンスにも完全に興味を失ってしまったそうです。受診された当初は、表情もなく、まるで能面のよう。私が質問をしても、反応は乏しいものでした。

そのSさんに「OK指体操」を始めてもらったところ、**顔に生色が出てきて、笑ったり、私に話しかけてきたりするなど、症状がみるみる改善していきました**。そして9カ月後には、自らフラダンス再開の手続きなどをされ、大会にも出場復帰を果たされたのです。

認知症治療の研究は、皆さんが想像している以上に進んでおり、その成果も確実に実を結びつつあります。

「OK指体操」で脳の血流は確実にアップする

OK指体操をする前

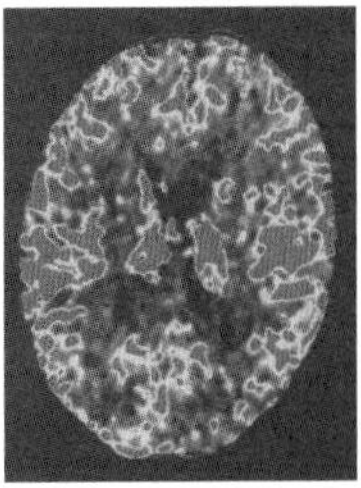

OK指体操を一年間したあと

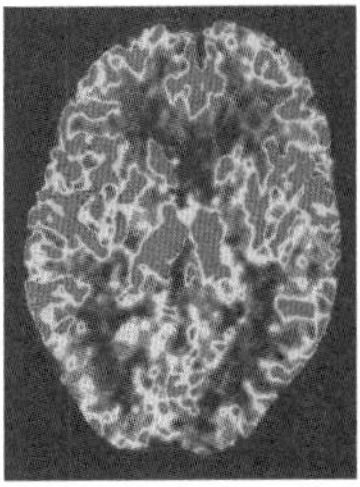

一年間、体操を続けた74歳女性の脳画像。
色が赤いところほど、血流が多くなっていて改善している。
MMSEという脳の認知テスト（75ページ参照）の点数も14点から20点へ大幅にアップしている

そして、「OK指体操」は、その有効な方法の一つであると私は確信しています。複数の病院長を歴任しながら、長年、臨床の最前線で認知症と対峙してきた私自身、その手応えを強く感じています。

また、まだあまり知られていませんが、特発性正常圧水頭症《とくはつせいせいじょうあっすいとうしょう》（36、178ページ参照）など、**手術でほぼ完治が可能になっている認知症があることも判明しており、多くの患者さんが救われています。**

「認知症は治らない」は、過去の常識。本書をお読みいただければ、それがよくわかり、きっと勇気と希望が湧いてくるでしょう。

埼玉成恵会病院　健康管理センター長　竹内東太郎《たけうちとうたろう》

目次

1章 認知症を正しく知ろう

2章 認知症は自分で防げる！ 治せる！

3章 実践！「OK指体操」で脳がグングン目覚める！

4章 改善した人たち 喜びの声

5章 認知症を遠ざける まるトク得生活習慣16

編集協力　竹内有三
イラスト　岩崎みよこ

1章

認知症を正しく知ろう

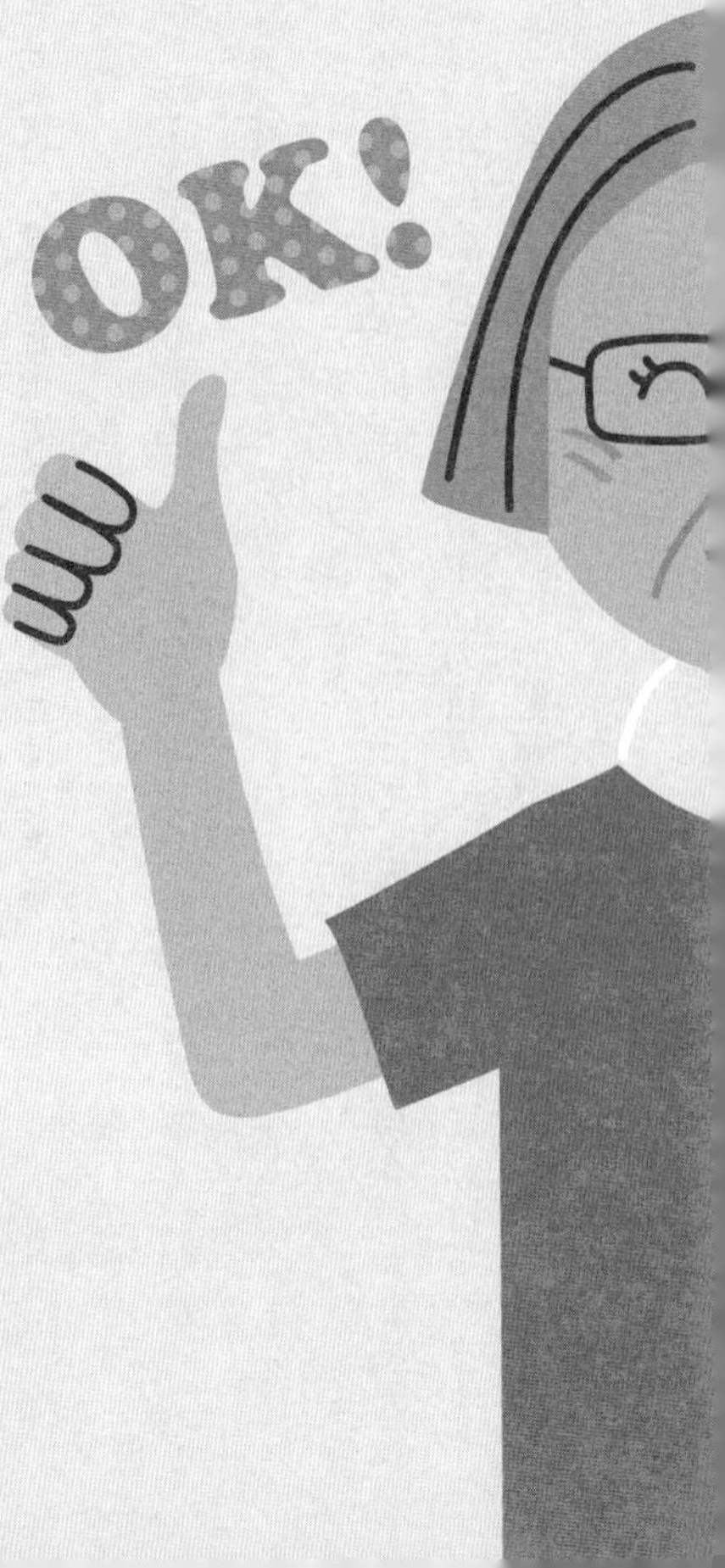

あきらめなくていい。回復も、進行ストップも期待できる

認知症にかかっても、決してあきらめる必要はない。**自らの力で症状を回復させたり、進行を止めたりすることはできる**――。そんなメッセージを、私は患者さんやご家族たちに送り続けています。私が、そう断言する根拠や、認知症の現状や問題点について、明かしていきたいと思います。

認知症で最も深刻な問題は、なんといっても介護です。現在、要介護のレベルは、主に患者さんの日常生活の自立度から、5段階に分けられます。1～2段階なら、日常生活に多少の影響が出る程度であり、家族も見守り中心ですみます。

3段階以上になると、介護の負担はグンと増大します。食事や排泄《はいせつ》の介助が必要になるうえに、昼夜を問わずウロウロと歩き回る「徘徊《はいかい》」が起こり、いっときも目が離せない状態になります。また、奇声を上げたり、介護者に暴力をふるったりするケースも少なくありません。

ここまでくると、介護者の負担や疲労はピークに達し、在宅での介護は非常に難しくなります。

そうした認知症の患者さんを受け入れる施設の状況はというと、かなり遅れているのが実情です。

費用の負担が軽い特養老人ホームは入所待ちが多く、老健施設やグループホーム、あるいは有料老人ホームに入るのも、費用や収容人数の面などから決して簡単ではありません。デイサービスやショートステイも、ある程度はご家族の負担の軽減になりますが、それにも限界があります。

一方、認知症の患者数の増加は、社会にさまざまな問題を投げかけています。たとえば近年、問題視されるのが高齢者の危険運転による交通事故です。ブレーキとアクセルの踏み間違い、信号や標識の誤認、高速道路の逆走……。警視庁の調査では、ここ十数年間、全国の交通事故による死亡者は減少している一方で、高齢者の起こす事故は、急増。そのドライバーの多くが認知症であることが問題視されています。

認知症という病気に暗いイメージを抱きがちなのも、こうした事実が行く手に待ち受けていることを感じるからではないでしょうか。

自分でも家族でも、認知症にかかったらおしまいだ――。そんな不安を抱えている方に、はっきり申し上げます。

恐れなくていい。あきらめなくていい。大丈夫です。

「OK指体操」や、日ごろのちょっとした心がけで、認知症は防げますし、たとえ認知症にかかったとしても治せる可能性は十分にあるのです。

本当にそんなことができるのでしょうか？　その理由や具体的方法を見ていきましょう。

脳の情報伝達のしくみ
——知れば効果も上がる

認知症という病気を理解するには、**脳のしくみを知ることが何より先決**です。そこで、私たちの脳では、どのように情報伝達が行なわれているのか？　まずそれをご説明しましょう。

きっと皆さんは、そんなことよりも、早く「OK指体操」を知りたいかもしれません。でも、これからお話しすることは、「認知症は治る」ことを深く理解して、**体操の効果を十分に得るためにも、ぜひ、目を通してほしい**のです。

脳の最も重要な働きである情報伝達は、**神経細胞（ニューロン）**が担っています。私たち人間の脳は、約140億個の細胞で構成されています。そのうちの4％が神経細胞で、約4億～5億個になります。残りはグリア細胞といって、神経細胞へ栄養を補給する〝支援部隊〟です。

脳では、この神経細胞の一つひとつがつながって複雑なネットワークを形成しています。

それぞれの神経細胞の周囲には、樹状突起《じゅじょうとっき》という木の枝のような足が無数に出ています。その中の1本は軸索《じくさく》といって特に長く、その先はほかの神経細胞にくっついています。この部分をシナプス（神経接合部）といいます。

私たちが目や耳、鼻から得た外部のさまざまな刺激（情報）は、神経細胞の軸索を通り、シナプスを介してほかの細胞に伝えられます。また、脳からの指令も、同様の経路をたどって末端に伝えられます。

情報を運ぶ役割を担うのは、情報を感知するエネルギー源（ＡＴＰ）と神経伝達物質です。どちらも神経細胞が働くことでつくりだされます。

神経細胞を自動車にたとえれば、ＡＴＰはエンジンです。神経伝達物質

認知症予防の基本①
脳の構造

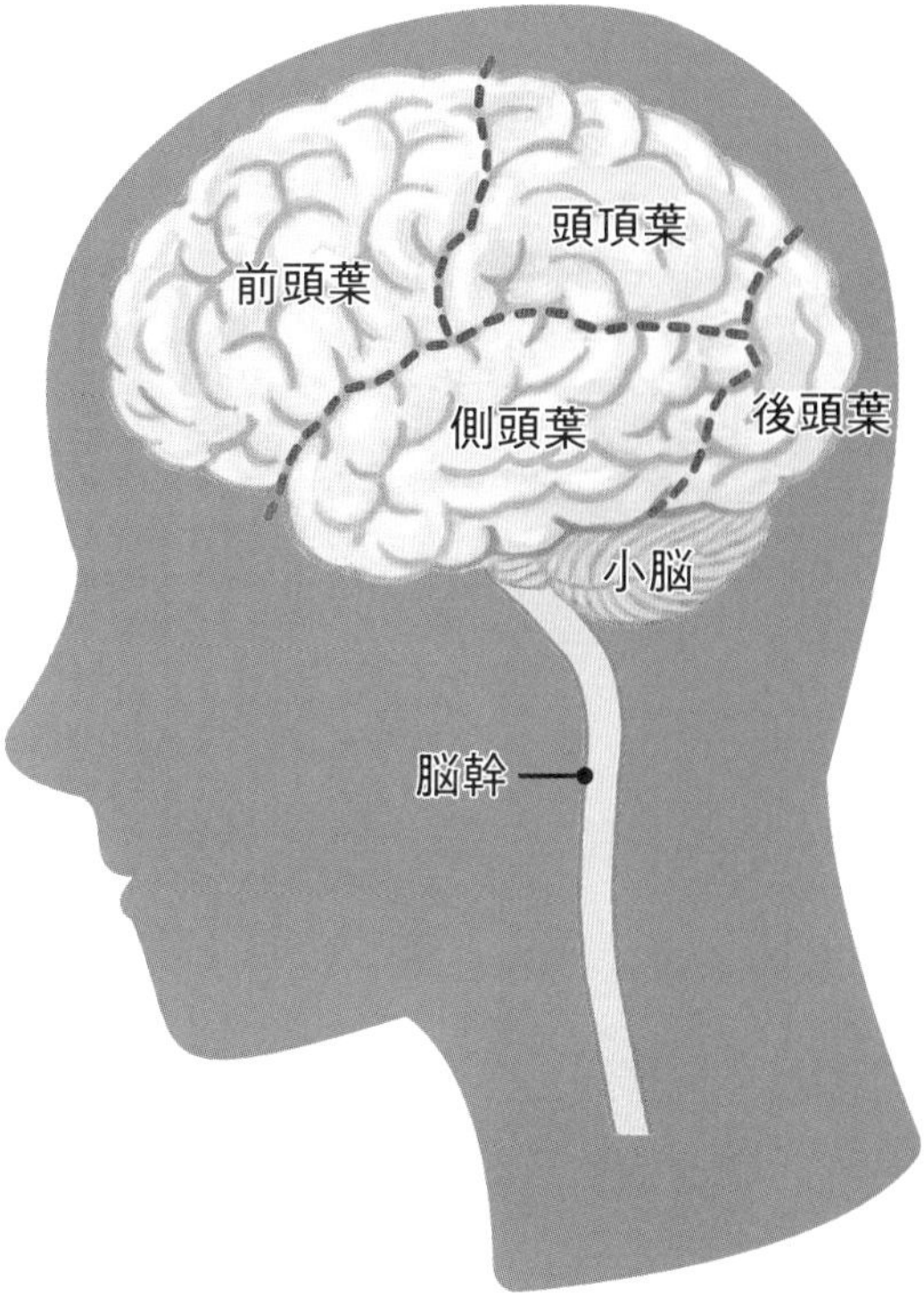

は、エンジンをスムーズに動かすエンジンオイルと考えればいいでしょう。

ＡＴＰも神経伝達物質も、神経細胞の中にあるミトコンドリアという小器官でつくられます。摂取したブドウ糖（自動車でいうところの〝ガソリン〟）が血液でここまで運ばれ、ＴＣＡ回路という働きによって生産されるのです。

ここでまず重要なのは、ＴＣＡ回路が働くには、ブドウ糖のほかに酸素（自動車でいうところの〝電気〟）が不可欠なことです。

つまり、ブドウ糖と酸素、この二つの要素が不足すると、脳の働きは急速に悪くなります。

もう1点、重要なのは、神経伝達物質にはアセチルコリンやドーパミンなどのように、体内での生産量が少なく、外から補給しなければならないものもあるということです。

以上の2点は、5章で触れる「認知症を遠ざける得《まるトク》生活習慣16」でも重要なポイントになりますので、ぜひ覚えておいてください。

認知症予防の基本②
神経細胞(ニューロン)

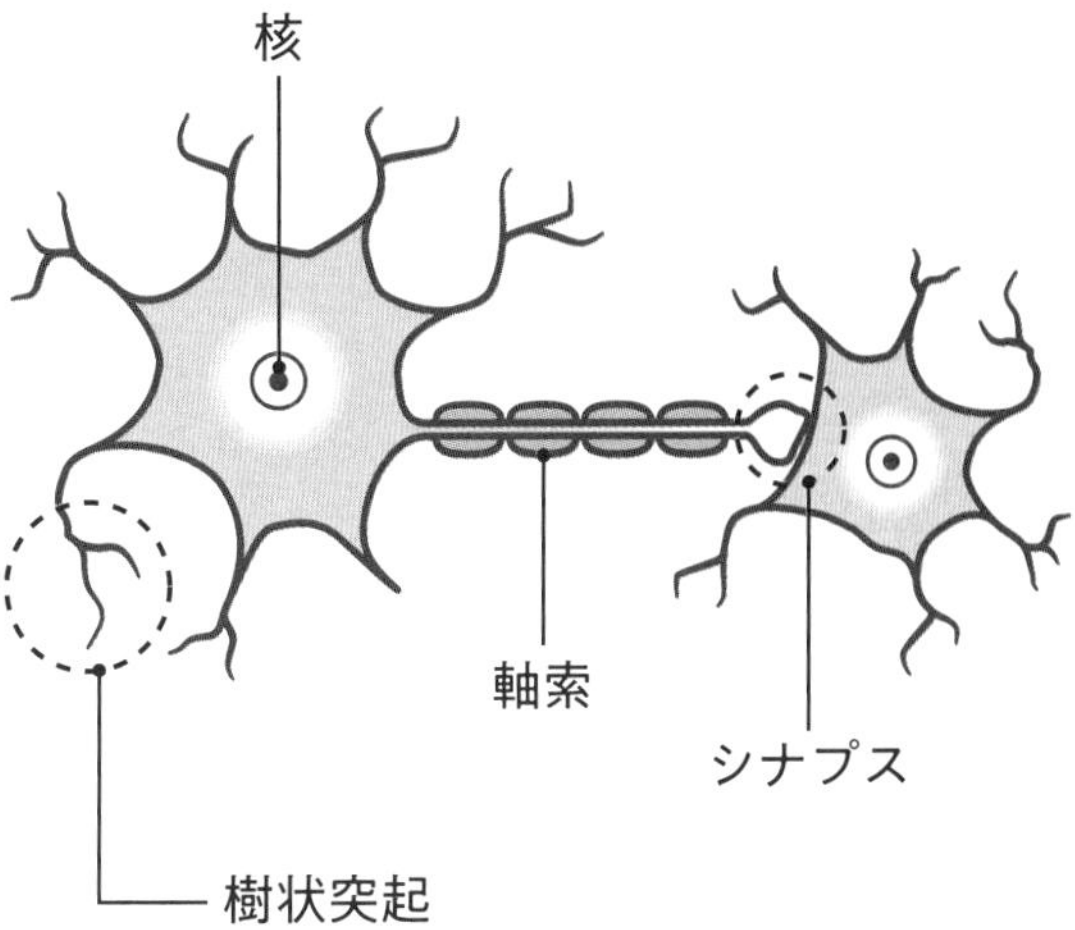

以上のように、情報をやりとりする神経ネットワークのしくみは、非常に緻密《ちみつ》かつ繊細です。

そのため、**神経細胞の一部にでも損傷を受けるなどの異常が生じると、情報伝達がスムーズに行なわれなくなったり、遮断されたりするのです。**

特に、認知症に深く関係しているのが、脳の海馬《かいば》や扁桃体《へんとうたい》と呼ばれる領域です。大脳の横側の奥深くに位置するこの部位には、記憶をつかさどる神経細胞が密集しています。

認知症は、**神経細胞が破壊されて起こる病気**なのです。

神経細胞の働きが衰えるのは、なぜ？

次に、その神経細胞が壊れる原因です。

そもそも、「認知症」というのは、病名ではありません。〝病状名〟です。

脳の神経細胞が損傷されることで起こる症状の総称で、認知症症候群とも呼ばれます。

そして、その症状を引き起こす原因には、怪我や病気などさまざまな種類があります。当然ながら、原因となっている病気によって認知症状の特徴も異なりますし、治療対策も異なります。

認知症の定義は、「生後いったん正常に発達した種々の精神機能が、慢性的に減退・消失することで、日常生活・社会生活を営めない状態」をいいます。

最初に現れる主な症状は記憶力の低下であり、認知機能の悪化によって具体的に次のような症状が多く認められます。

- **失語**…話したり聞いたりする言語機能が低下する
- **失行**…頭では理解しているのに、思いどおりの動作・行動ができなくなる

・**失認**…視力や聴力など、五感を通じて得た情報をきちんと把握や認識できなくなる
・**遂行機能障害**…ものごとを計画し、順序立てて実行する機能が低下する

認知症は、「**脳変性性**」と「**脳血管性**」の二つに大きく分けられます。

前者は、脳内に異常な物質ができたりたまったりする〝変性〟によって神経細胞の死滅が広がり、脳が萎縮《いしゅく》する病気です。

後者は、脳の血流が悪くなって一部の神経細胞が死ぬ病気です。

脳変性性も脳血管性も、脳の神経細胞の働きがマヒすることが認知症の直接の引き金になる点は同じです。しかし、そこに至る原因や過程が異なります。

脳変性性には、アルツハイマー型（病）、レビー小体型、ピック病（詳細は次項参照）などが挙げられます。

一方の脳血管性には、脳の血管が詰まることで起こる脳梗塞《のうこうそく》や、脳出血

が原因で起こるもの、頭部外傷による後遺症、あるいは慢性硬膜下血腫《まんせいこうまくかけっしゅ》、脳腫瘍《のうしゅよう》などがあります。

原因別の患者数の割合は、脳血管性が40％台と最も高く、次いで、脳変性性が30％台、そして特発性正常圧水頭症などの「その他」と続きます。

近年は、アルツハイマー型脳変性症の増加が著《いちじる》しく目立っているのが特徴です。

認知症の種類と特徴

現在、明らかになっている主な認知症の特徴を紹介していきましょう。

◎アルツハイマー型脳変性症（アルツハイマー病）

日本人には最も多いタイプの認知症です。高齢になるほど発症しやすい点も、長生きする日本人に多い理由の一つと思われます。

アルツハイマー型認知症の場合、発症の指標は「アミロイドβ《ベータ》」という異常タンパクが神経細胞に沈着することです。

アミロイドβは、神経細胞にシミのような老人班《ろうじんはん》をつくり、これが増えるにつれて、神経細胞が圧迫され、やがて死滅します。

ただ、アミロイドβは、主に頭頂《とうちょう》・側頭葉《そくとうよう》の神経細胞が変性した結果、出てくる物質です。いわば、神経細胞を直接に破壊する〝鉄砲玉〟のようなもので、おおもとになる鉄砲の正体、つまり、神経細胞が変性する理由は、今のところ明らかになっていません。

これが、アルツハイマー病の治療や改善を非常に困難なものにしています。初期症状としては、同じ話を何度もくり返す、ものを盗られたという妄想などが見られます。

やがて、時間や方向感覚が失われる「失見当識《しっけんとうしき》」や徘徊などの問題行動が多くなり、末期には会話ができなくなったり、寝たきりになったりします。また、男性よりも、女性に多く見られるのも特徴の一つです。

◎レビー小体型脳変性症

近年、新たに認められた認知症で、患者数の増加によって注目されています。「レビー小体」とは、神経細胞にできる異常なタンパク質のことです。アルツハイマー型で増えるのがアミロイドβなら、こちらは神経細胞の変性によってレビー小体が増えることが病気の原因になります。

なぜレビー小体が増えるのか、その理由は明らかになっていません。アルツハイマー型と同様、これが病気の改善を難しくしています。

見えるはずのないものが見える「幻視」、対象を見間違える「誤認」、寝ているときに奇声を上げたり暴れたりする「睡眠時の異常行動」、抑うつなどの症状がいくつも重複して見られるのが特徴です。

レビー小体型認知症は、男性に比較的多く発症する傾向があります。

◎ピック病（前頭側頭型脳変性症）

脳の前頭葉《ぜんとうよう》や側頭葉が萎縮《いしゅく》することから起こる認知症で、前頭側頭型認知症とも呼ばれます。

前頭葉は、思考や感情、高度な判断をつかさどる場所です。また、側頭葉は音を認識したり、海馬に代表されるように記憶を蓄えたりする場所です。

これらの広い領域が萎縮し、神経細胞が機能停止になることで、その症状も広範囲にわたりがちです。

特に、前頭葉の萎縮の影響は深刻で、人前で排便をしたり、他人の家に勝手に入ったりするなど、非常識な行動をくり返すこともあります。

脳が萎縮する原因は不明のうえ、たとえばアルツハイマー型のように、アミロイドβの増加といった病理的特徴も見られないことが、病気の解明や治療法の研究を、より困難にしています。

●脳血管性認知症

脳梗塞や脳出血など、いわゆる脳卒中の後遺症で現れる認知症です。

脳の血管が詰まったり、血管が破れて出血したりすると、ダメージはその付近だけではすみません。脳全体への血流が停滞した結果、酸素やブドウ糖が供給されなくなり、広範囲の神経細胞が死滅するのです。

そのため、たとえば記憶とは関係のない場所で血管が詰まった場合でも、後遺症として認知症が起こりやすくなります。

血流が途絶えた場所や範囲、時間の長さなどによって危険度や症状はさまざまに変わりますが、いずれにせよ、こうしたしくみにより認知機能が低下し、認知症が発症していくのです。

脳梗塞は重大な規模のものが急激に起こることもあれば、小さな梗塞が何度も起こる場合もあり、どちらの場合でも認知症のリスクになります。

また、打撲などによって脳を包む硬膜《こうまく》と脳の間に血のかたまりである血腫《けっしゅ》ができる「慢性硬膜下血腫」や、頭蓋内に異常増殖する細胞ができる「脳腫瘍」によっても、脳の血管が圧迫されて血流が悪くなり、認知症の症状が現れる場合があります。

◎特発性正常圧水頭症

脳脊髄液《のうせきずいえき》（脳とクモ膜の間を流れる細胞外液）の吸収が悪くなって流れが停滞し、脳室（脳の内部にある空間。中は脳脊髄液で満たされている）が正常よりも大きくなる病気です。髄液による脳への圧迫が、さまざまな弊害を起こします。

多くの場合、水頭症は髄液がたまることで脳圧が上がりますが、中には正常範囲にとどまるケースもあります。これが特発性正常圧水頭症で、高齢者によく見られる病気です。

髄液の吸収が低下して、その循環が悪くなると、同時に脳の血流も停滞します。その結果、神経細胞の活性も低下することで認知症が起こるもので、脳血管性認知症の一つともいえます。

特徴は、ガニ股のヨチヨチ歩きなど、歩行障害が出ることや、尿失禁が出ることなどです。

実は、この特発性正常圧水頭症は、私が早くから専門に取り組んできた

●認知症は大きく二つに分けられる●

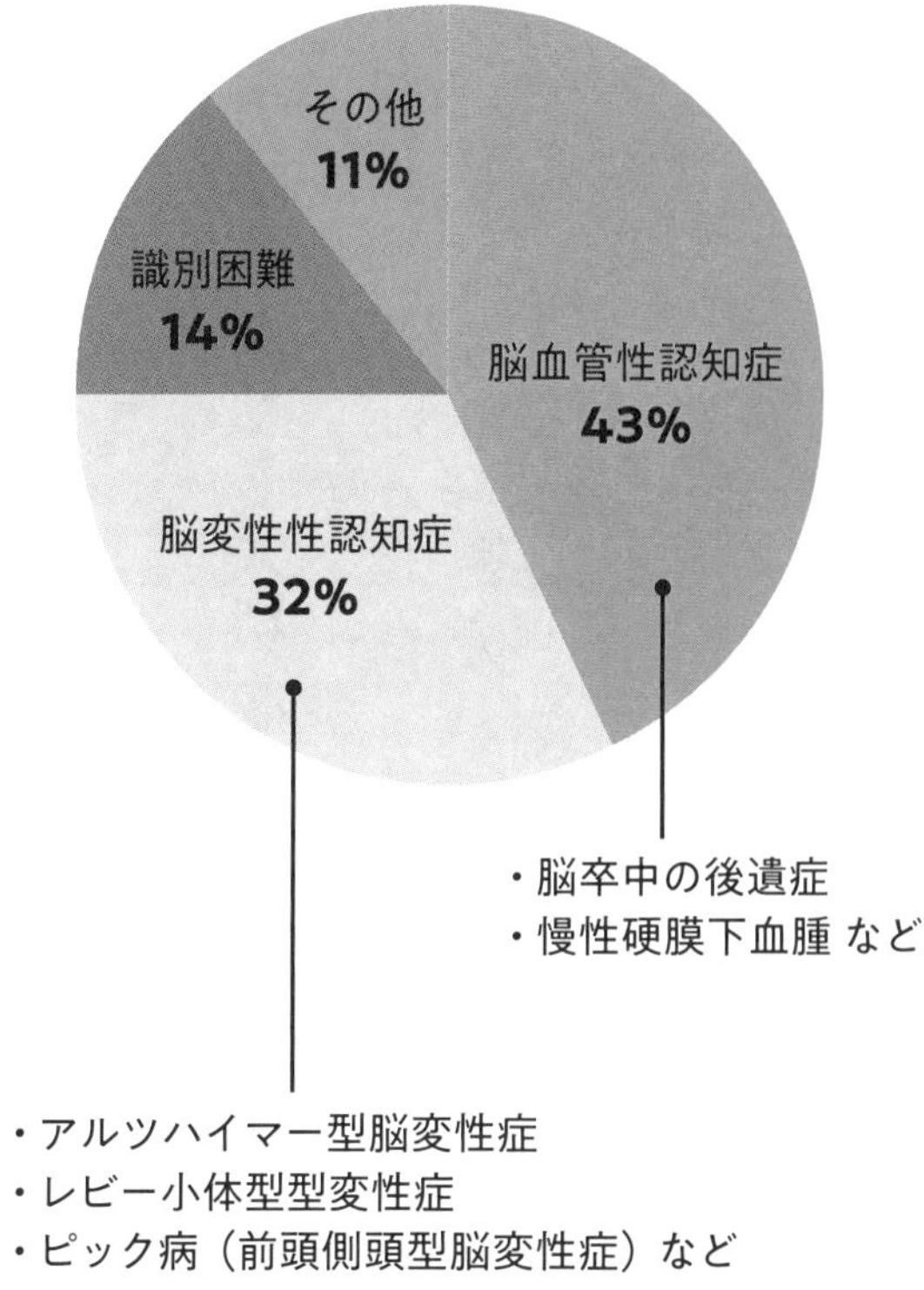

参考文献（2）（7）より

疾患《しっかん》です。手術による改善率も90％以上ときわめて高く、劇的な回復を見せる患者さんも少なくありません。

詳しくは6章で述べます。

病名の診断よりも大切なこと

私は、患者さんに診断内容をお伝えする際は、「軽い脳梗塞が起きましたね」とか「脳の血のめぐりが悪くなっていますね」といった、認知症の症状を引き起こしている直接の原因をお伝えしています。

できるだけ病名は口にしないようにしています。

その理由は、**「病名をつけること」と、「治る・治らない」は別だから**です。とりわけ、認知症のように原因などに未解明な点が多い病気では、その傾向はより強くなります。

一般的に、医師というのは病名をつけたがります。ある意味、習性のようなものかもしれません。

でも、**本当に重要なのは、病名をつけることではなく、患者さんが今自分に起きていることを正しく理解して、今ある症状を改善させることです。**

そして、そのためにどのような治療ができるかです。

認知症というのは、いくつもの病気が混じった〝複合型〟であるケースが多々あります。

その場合、病名をつけることで、考え方が硬直して治療の視野が狭まりかねません。それを避けたいと私は思っているのです。

もう一つの理由は、患者さんご本人や、ご家族に対する配慮です。

認知症＝痴呆《ちほう》という、ひと昔前のイメージが強いのでしょう。今でも多くの方が「認知症」という言葉に強い拒否感を覚えます。そして、認知症と診断された場合は、できるだけ他人に知られたくないとする風潮も色濃くあります。

これは、良い悪いではなく、人の感情として動かしがたいところです。それをあえて告げることは、患者さんのプライドや尊厳を傷つけかねません。

医師である前に、一人の人間として、そうした言動は控えるべきというのが私のスタンスです。

「もの忘れ」と「認知症」、ここが境目

ところで、認知症と混同されがちなのが「もの忘れ」です。

「近ごろ、人の名前が出てこなくなった。まさか認知症……?」というものです。でも、心配はいりません。

ほとんどの場合、脳の神経細胞の老化に伴う自然な現象にすぎないことが多いからです。

では、もの忘れと認知症は、どこが違うのでしょうか?

ひと言でいえば、もの忘れは単なる老化現象です。誰しも年を取れば細胞が疲弊し、それぞれが担当する機能も衰えてきます。機械と同様の、経年による機能低下です。

記憶を担当する神経細胞も例外ではなく、その衰えは、覚えたり、思いだしたりする機能が少々にぶくなるという形で現れてきます。

よく知っていたはずの言葉や、人や物の名前がなかなか思いだせず、「あれ、あれ」とか「ほら、ほら」が口ぐせになるのも、このためです。

一方、認知症は、脳の神経細胞それ自体が変性したり損傷したりして、働きが機能しなくなるものです。もの忘れは現象ですが、こちらは病気。ここが大きな相違点です。

実は、もの忘れも認知症も、脳の機能で見れば、スタートは同じです。どちらも「最近覚えた事柄」を忘れるという、記憶の障害から始まります。

記憶の出し入れは、脳の側頭葉で処理されます。もの忘れも認知症も、この部分がしぼんでくることが原因です。

ただ、**もの忘れの場合は、萎縮するのがその側頭葉だけにとどまりますが、認知症は萎縮が、脳のほかの場所にも進みます**。そのため、記憶機能だけでなく、さまざまな症状が出てくるのです。

では、もの忘れと認知症の症状には、どのような違いがあるのでしょうか。

◎もの忘れには自覚がある、認知症には自覚がない

最近覚えた事柄を忘れ、古い事柄を覚えていることは、どちらも同じです。ただ、**もの忘れの場合は自覚があり、覚えようとしたり、思いだそうと努力したりします**。

一方、**認知症の場合は、記憶力が低下している自覚がありません**。そのため、ものを自分でしまっておきながら、「誰かが盗んだ」などと騒ぎ立てることがよくあります。また、たった今見たり聞いたり、自分で話した

ばかりのことを忘れて、同じことをくり返し聞いたり、話したりするようになります。

私は、「もの忘れがある」と患者さん自身がいう場合は、生理的もの忘れ、家族の方がいう場合には認知症を疑います。

◎もの忘れは日常生活に支障はない。認知症は支障をきたす

もの忘れが多くなっても、自分のことは自分でできます。つまり、自立した生活ができるので、**日常生活にはほとんど支障はありません。**

これに対して、**認知症の場合は、生活への深刻な影響が出てきます。**月日や時間の経過に対する認識が曖昧《あいまい》になり、時間の感覚も薄れてきます。

症状が進むと、着たり食べたりすることも自分でできなくなるなど、自立度が大きく低下していきます。

これが出たら受診を ●

家への帰り道がわからない

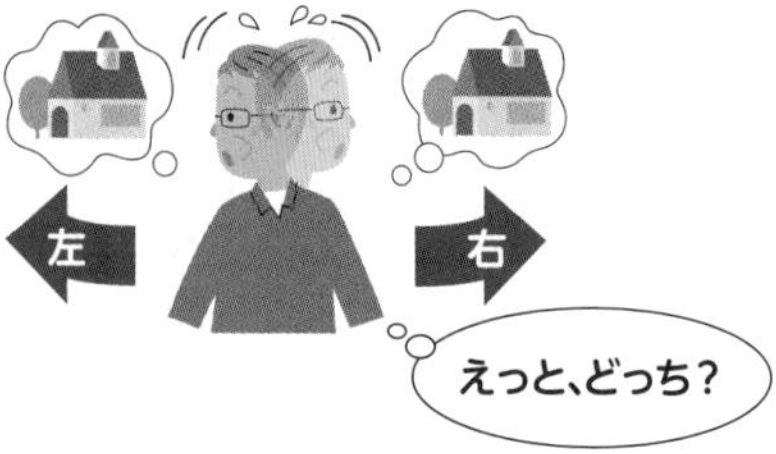

周囲がおかしいと思うわりには、本人は平然としている

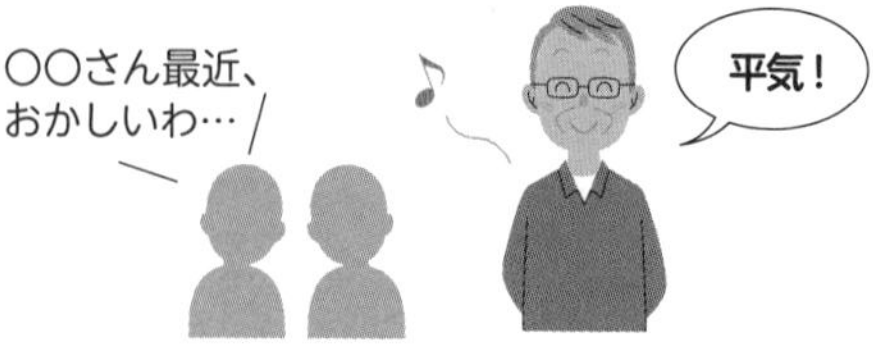

今までやっていたことをやらなくなる

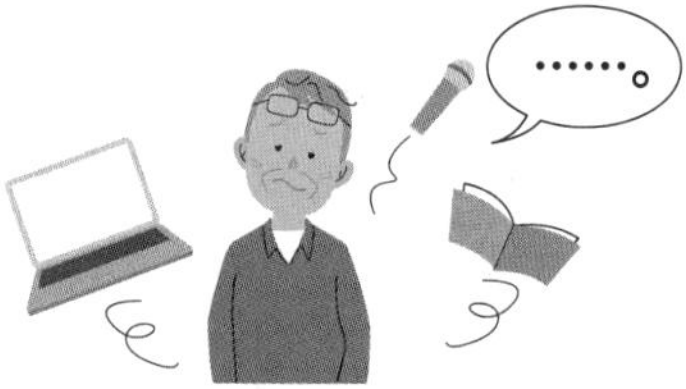

● 認知症の主な症状

今日の日時がわからない（特に年号と月）

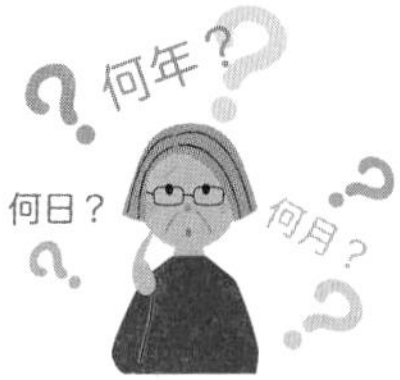

他人から見て「人が変わった」と思う

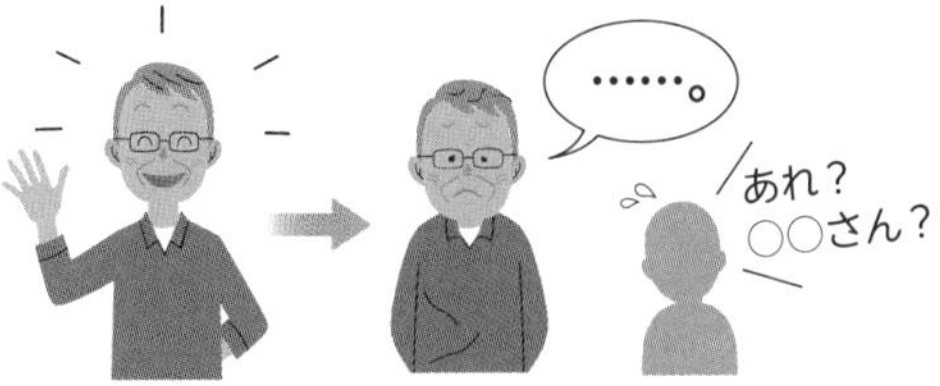

同じことを何回も聞く

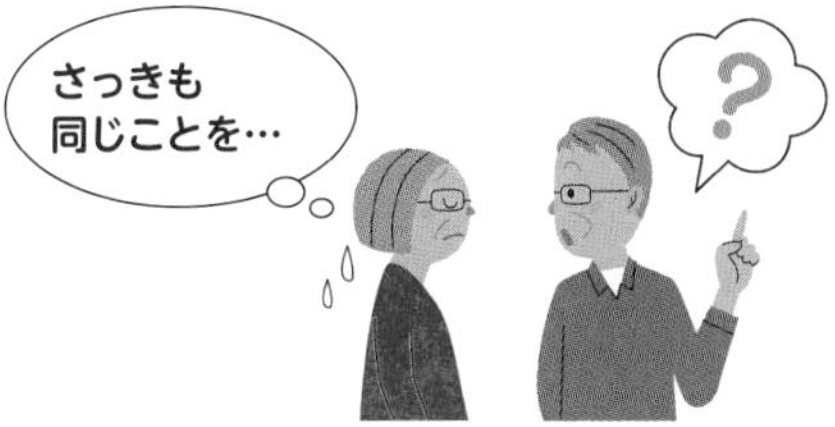

◎もの忘れはゆっくり進み、認知症は早く進行する

もの忘れは加齢とともに少しずつ多くなるもので、急に激しくなることはほとんどありません。

一方、**認証の場合は、急に症状が目立つようになる**ことも多く、徐々に進む場合でも、日によってよくなることはありません。時とともに確実に悪化していきます。ただし、記憶障害というのは、多様な形で現れ、医師でも判断が難しい場合も多くあります。

また、もの忘れが多くなったことが認知症のサインの場合もあるので、不安を感じたら、やはり早めに専門医を受診されることをお勧めします。

こんな症状がありませんか？

どんな病気でも、「早期発見・早期治療」が大切なように、認知症もその例に漏《も》れません。

治療が難しい脳変性性でも、早めに対処することで進行を遅らせることができます。脳血管性なら脳梗塞が軽いうちに治療すれば、発症を抑えることもできますし、回復の可能性も高くなります。

また、特発性正常圧水頭症の場合は、症状が出てから一年半以内であれば、手術の成功率もかなり高くなります。

早期発見・早期治療のためには、ご家族など周囲の方の目、すなわち観察も大切な役割となります。


一般的な認知症の兆候として、次のような異常な言動が見られたら、認知症の危険信号だと思ってください。

□今日の日時がわからない（特に、年号と月）
□家への帰り道がわからない
□他人から見て「人が変わった」と思う

□周囲がおかしいと思うわりには、本人は平然としている
□同じことを何回も聞く
□今までやっていたことをやらなくなる

もの忘れの場合は、脳のしぼみが側頭葉にとどまりますが、認知症は側頭葉➡前頭葉➡頭頂葉➡後頭葉という順で、ほかの場所にも広がっていきます。それに伴い、記憶障害以外にも、次のような症状が現れてきます。

進行すると出てくるサイン

認知症の進行は、大別して、1～5期まであり、スタートから5期までは、およそ3～10年です。

◎1期

記憶の領域である側頭葉が傷害され、もの忘れが激しくなります。

◎**2期**

「人間らしさ」をつかさどる前頭葉に傷害が及ぶことで、性格・性質が変わってきます。隣近所の人や友人・知人から「近ごろ、人が変わった」と言われたりするのも、このためです。具体的には、次のような変化がよく見られます。

「外交的だった人が、全く外出をしなくなる」
「何をするにも面倒くさがり、無気力になる」
「ささいなことに動転して怒ったり、ふさぎ込んだりするなど、これまでにない行動が見られる」

このような性格上の変化は、脳の変化によって生じるもので、もはや本人が自らをコントロールできない状態にあることを示しています。

◎**3期**

次に侵されるのが頭頂葉です。頭頂葉は人や物、場所、時間の確認や計算をつかさどる領域です。そのため、ここが障害されると、自分の周囲の環境がわからなくなり、それによって徘徊や幻覚、妄想などの異常行動が目立ってきます。

◎4期

次に後頭葉が傷害されてきます。ここは視力をつかさどる場所なので、視力が低下したり、何を見たのか認識する能力が欠けたりします。そのため、家の中でも壁や家具にぶつかるケースが出てきます。また、距離感も曖昧になるため、ものがうまくつかめなかったり、椅子に腰掛けようとして床に落ちたりします。

◎5期

最後に脳全体がしぼむと、外からの刺激にほとんど反応しなくなります。言葉もわずか数語しか覚えていなくなります。

たとえば、何かを尋ねると、常に「はい」と答えるような状態になります。通常ならこれは肯定の表現ですが、5期の場合は、肯定や否定にかかわらず、この言葉が口をつきます。ついには何も話せなくなり、ボーッと

・認知症はこうして進行していく・

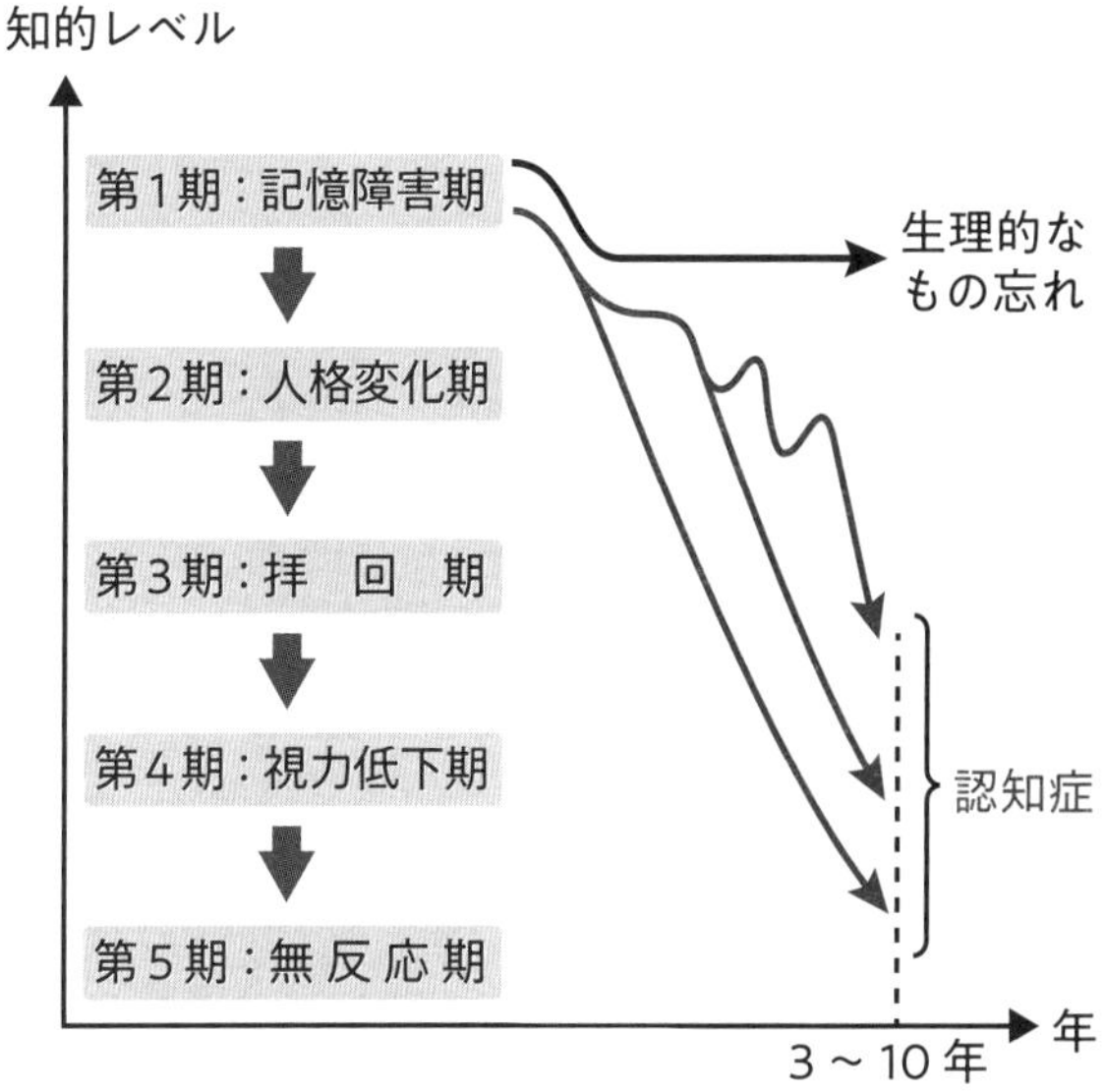

参考文献(2)より

して座り込む時間が長くなっていきます。

以上が進行の仕方と、それに伴って表れる症状です。「認知症」について、大まかにつかんでいただけたでしょうか。

次章ではいよいよ本題の「認知症を自分で防ぎ、治すための方法と考え方」を紹介していきます。

2章

認知症は自分で防げる！　治せる！

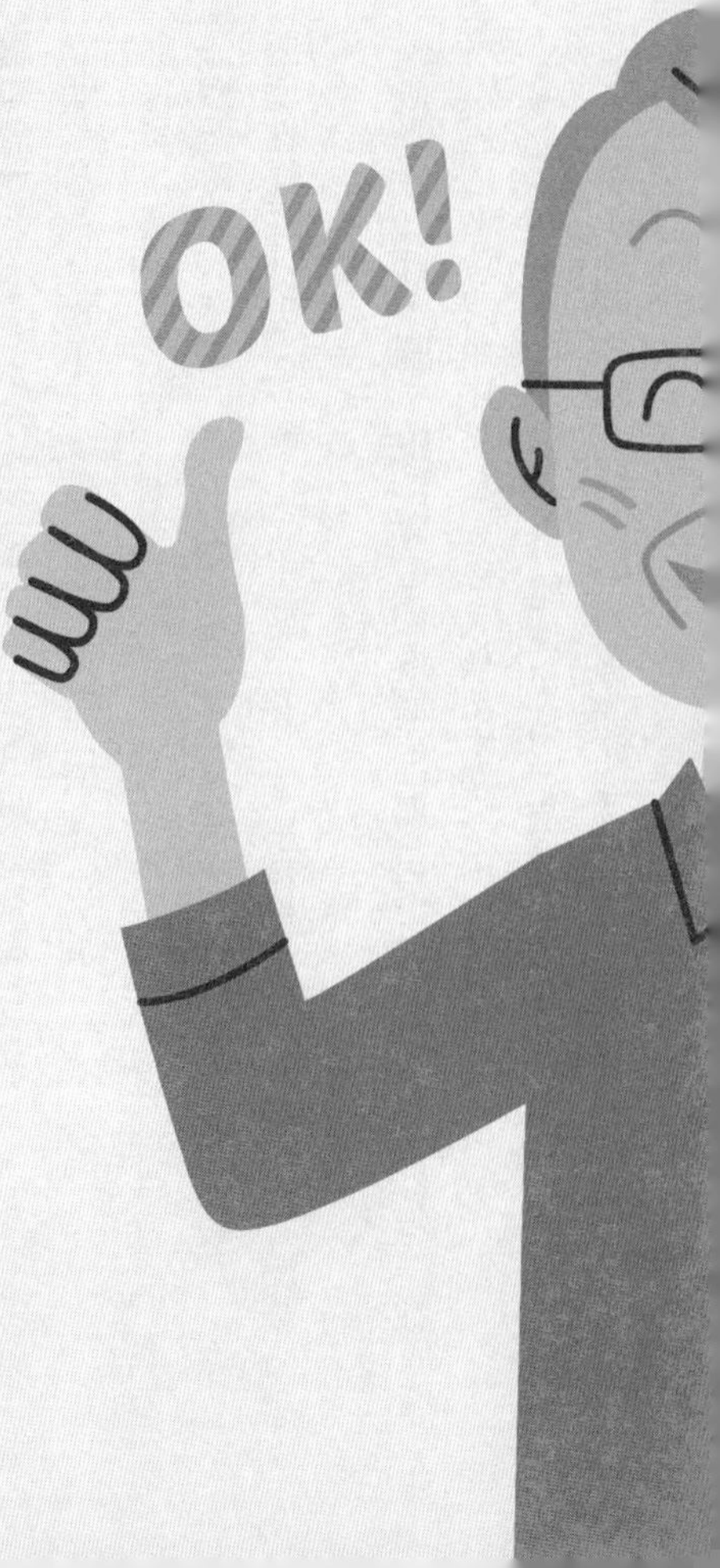

治せる可能性が高いのはどれか？

まず、知っておいていただきたいのは、認知症には**「治せる可能性の高い認知症」**と、**「治すのが困難な認知症」があること**です。

では、どんな認知症なら治せる可能性が高いのでしょうか。

前章で、認知症には、神経細胞の変性から起こる「脳変性性」と、脳の血流が悪くなって起こる「脳血管性」の2種類があると述べました。

脳変性性にはアルツハイマー型やレビー小体型、ピック病などが該当します。

脳血管性には、脳卒中による後遺症をはじめ、広い意味では特発性正常圧水頭症による認知症なども含まれます。

結論からいえば、**「治せる可能性が高い」のは、後者の脳血管性**です。

なぜ、アルツハイマーなどの脳変性性は難しく、脳血管性なら改善・予防が可能なのか。

後者は、病気の起こる原因と経過がはっきりしているからです。これに対して脳変性性の認知症は、残念ながら今のところ、発症の原因がほとんど解明されていません。

これを説明するとき、私はよく「本能寺の変」のたとえをします。「敵は本能寺にあり」――。戦国時代の武将・明智光秀《あけちみつひで》が、織田信長《おだのぶなが》を討つ決意を自軍の将兵に知らせるときに放った有名な言葉です。

敵とは、もちろん織田信長のことです。光秀が信長を倒し、三日天下といえどもいったんは天下取りに成功したのも、「敵が本能寺にいて、かつ、守備も手薄だ」という状況をわかっていたからです。

これを認知症の場合に当てはめてみましょう。

認知症の場合、〝敵〟は病気をつくっている原因になります。

たとえば、アルツハイマー型認知症の場合、先にも述べたように、神経細胞にアミアロイドβというタンパクの異常な増加が見られ、これが脳を萎縮させて細胞を破壊することで発症する、という説が有力です。

しかし、「なぜアミロイドβが増えるのか」という肝心のところが、いまだに解明されていないのです。

有効な治療は、萎縮の原因であるアミロイドβがつくられるのを阻止することですが、それが生まれる原因がわからなくては、対処のしようがありません。

本能寺に信長（病気の原因）がいるかどうか、わからない状態なのです。

これでは戦《いくさ》に勝つのも困難です。

これに対して、脳血管性認知症の場合、血流の悪化によって神経細胞に酸素や栄養素が届かないためと原因は明確ですし、発症までのプロセスも判明しています。

こちらは本能寺に信長がいることがわかっていますから、有効な攻め方（治し方）もいろいろと考えられるというわけです。

その方法ですが、認知症の治療としては、今のところ、薬がメインとなっています。認知症の主な薬は、「神経細胞自体の働きをよくする薬」と「脳の血流をよくする薬」があり、現在6種類ほどあります。

ただ、**いずれも必ず効くという科学的根拠であるエビデンスがなく、私は積極的に用いることはしません**（166ページ参照）。

認知症薬に、現状は大きな期待はできないわけですが、その代わりに、**私は運動療法や生活改善など、別の面からの症状改善に力を注いでいます。**

中でも、**有効性という観点から、ぜひお勧めしたいのが本書で紹介する「OK指体操」**です。

これで脳に新しい神経回路がグングンつくられる

「治せる可能性が高い」とお伝えした脳血管性の認知症の場合、**改善や予防のために重要なことは、次の1点**に尽きます。

「いかにして脳の血流を高め、神経細胞への酸素やブドウ糖の供給を活発にして、その働きを維持・強化するか――」

そのために重要なのが、**脳の一帯の神経細胞がダメージを受けて働かなくなった神経ルートに代わる、「新しい神経ルートをつくること」**です。

道路でも、事故や工事などで通れなくなった道には、迂《う》回路《かいろ》を設けます。それと同じことを脳内でも行なうのです。

「そんなことができるの？」と首を傾《かし》げる方もいるかもしれません。

はい、もちろん、できます。**しかも、かなり高い確率で実現できることが、私たちの臨床でも明らかになっています。**

方法は、ごく簡単です。

「ＯＫ指体操」によって手足の指を動かして、脳に刺激を与えるだけでいいのです。「ＯＫ指体操」によって脳内の血流が改善され、新しい神経回路がつくられることで、認知機能もよみがえってきます。

脳の血流がよくなると神経細胞が活性化する理由は明快です。前章の

• 認知機能がよみがえるしくみ •

「OK 指体操」で手足の指を動かす

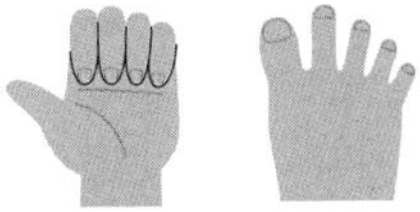

↓

脳内の血流が改善する

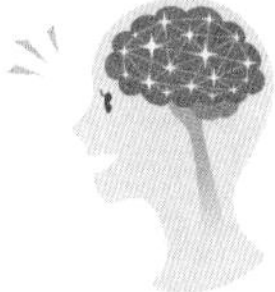

↓

新しい神経の道（情報伝達ルート）がつくられる

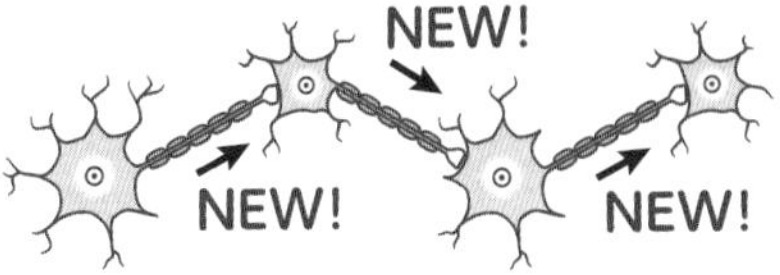

↓

認知機能がよみがえる！

「脳の情報伝達のしくみ」の項で述べた話を思いだしてください。

体に取り込まれたブドウ糖と酸素は、血流に乗って神経細胞まで運ばれます。

そして、TCA回路と呼ばれるエネルギー製造工場で、さまざまな化学変化の工程をたどったあとに、エネルギー源（ATP）が誕生します。このエネルギーが神経細胞の大切な働きである情報伝達の原動力になる、というお話でした。

さてここで、神経細胞の原動力となるTCA回路が活発になるうえで、もう一つ忘れてはならない役割を持っているものがあります。それは「血液」です。

いくらブドウ糖や酸素を取り込んでも、それを運ぶ血液の流れが止まれば、たちどころにTCA回路の稼働はストップします。

当然、神経細胞の働きも悪くなり、情報伝達がスムーズにいかなくなります。脳の血管が詰まる脳梗塞などの脳血管性認知症も、こうしたメカニ

「OK指体操」で脳の血流がアップする様子

OK指体操をする前

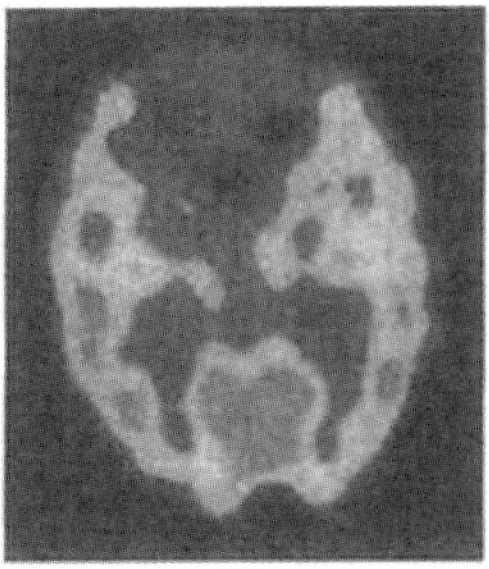

OK指体操をしたあと

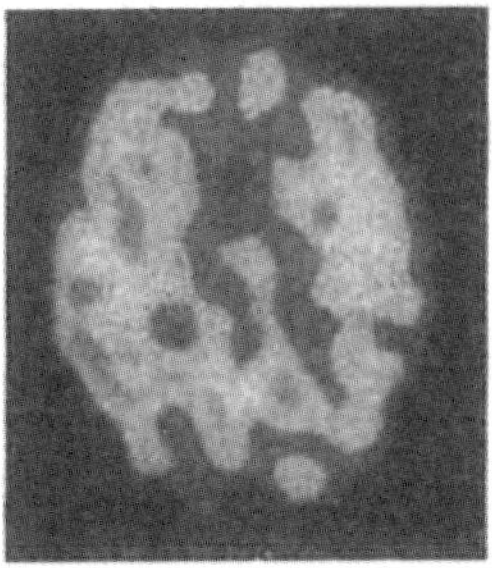

脳の広範囲に血流の改善が見られる
（色が白いほど血流がよいことを示す）

ズムで発症します。

さて、ここで次のような疑問をお持ちになる方もいると思います。

「いくら脳の血流をよくしても、死んでしまった神経細胞は生き返らないのでは？」

確かにそのとおりですが、大丈夫なのです。**このような場合に、「代償機能」という機能が活躍するからです。**

代償機能は筋肉で知られている働きです。ある部位の筋肉が動かなくなったとき、近くの別の筋肉が働きを肩代わりする作用です。

この機能が脳にもあるのです。

たとえば、手の指を動かしている1個の神経細胞を運動することで刺激したとします。すると、その周囲の血流が増えます。血流が増えれば、細胞に供給されるブドウ糖と酸素も増え、その辺り一帯の細胞のTCA回路が元気よく回りはじめます。

エネルギー源であるATPが盛んに生まれて活性が高まると、損傷を受けて機能が低下していた神経細胞もぐんぐん活性化してきます。

その結果、ダメージを受けた元の神経細胞自体が元気を取り戻し、さらに近くの別の神経細胞にも情報を伝えるようになります。

つまり、**同じ情報を伝達する神経細胞が、新たに生まれる**のです。これが「神経細胞の代行・バイパス機能」です。

こうしてバイパス機能が高まれば高まるほど、脳の認知機能も回復していきます。

たった5分で脳の50％以上が心地いい刺激を受ける！

「ＯＫ指体操」は、その名のとおり、**手と足の指の動きに特化した体操**です。指を曲げたり、開いたり、伸ばしたりして動かすことが最大のポイントとなるのですが、それはなぜでしょうか。

「ペンフィールドの脳地図」といって、脳外科医であれば知らない者はいない有名な図があります（66ページ参照）。

これは、1950年代にカナダの脳神経外科医であるワイルダー・ペンフィールドが、体のどの部位が脳のどの領域とつながっているかを研究し、詳細に地図化したものです。

ペンフィールドは、直接に脳を電極で刺激して、どの部位が反応するかを検証しましたが、後年には、血流の増域を段層画面で見る機器「スペクト」が開発され、部位の側から脳の反応領域を検証した結果でも、その正しさが証明されています。


研究はさらに進み、今では「左手の人差し指をそらすと、脳のこの領域が刺激される」といった、非常に細かい関係が明らかになっています。

それによれば、**手足の動きが刺激する脳の領域が、なんと半分以上も占めている**のです。

特に、記憶をつかさどる側頭葉と、思考・判断をつかさどる前頭葉での刺激領域が広いことが、「対・認知症」という観点では大きな意味があります。つまり、手足の指を動かして脳に刺激を送れば、神経細胞の代償機能（バイパスづくり）が、より活発に行なわれることになるのです。

実際に、「OK指体操」をしたときの脳画像を撮影すると、約半分もの領域の血流が、刺激を受けて高まっているのがわかります。

ちなみに、手は人間が最初に獲得した道具ともいわれます。

押したり、ひねったり、叩いたり……。こうした多様な動きを可能にするのが、多数の細かい筋肉です。

体のどの部位であっても、動かすのには複数の筋肉が連動して働きますが、手の動きには、ほかの部位をはるかに上回る50もの筋肉が関与しているといわれています。

これら細かい筋肉の1本1本が脳の神経細胞と結びついているのですから、手足の指体操が刺激する脳の領域が広いのも当然といえるでしょう。

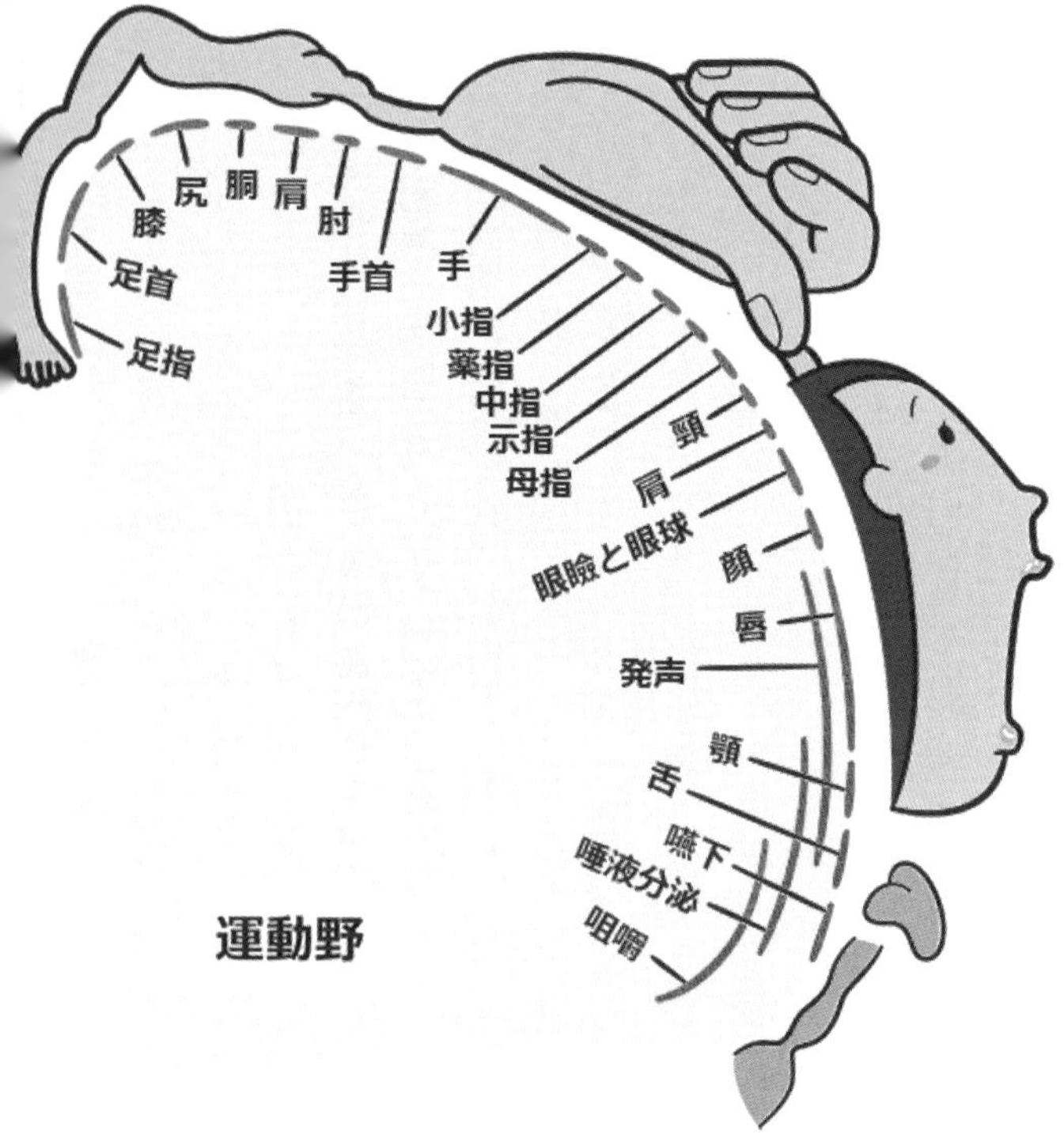

歌いながら体操をすれば、さらにすごい刺激に！

• ペンフィールドの脳地図 •

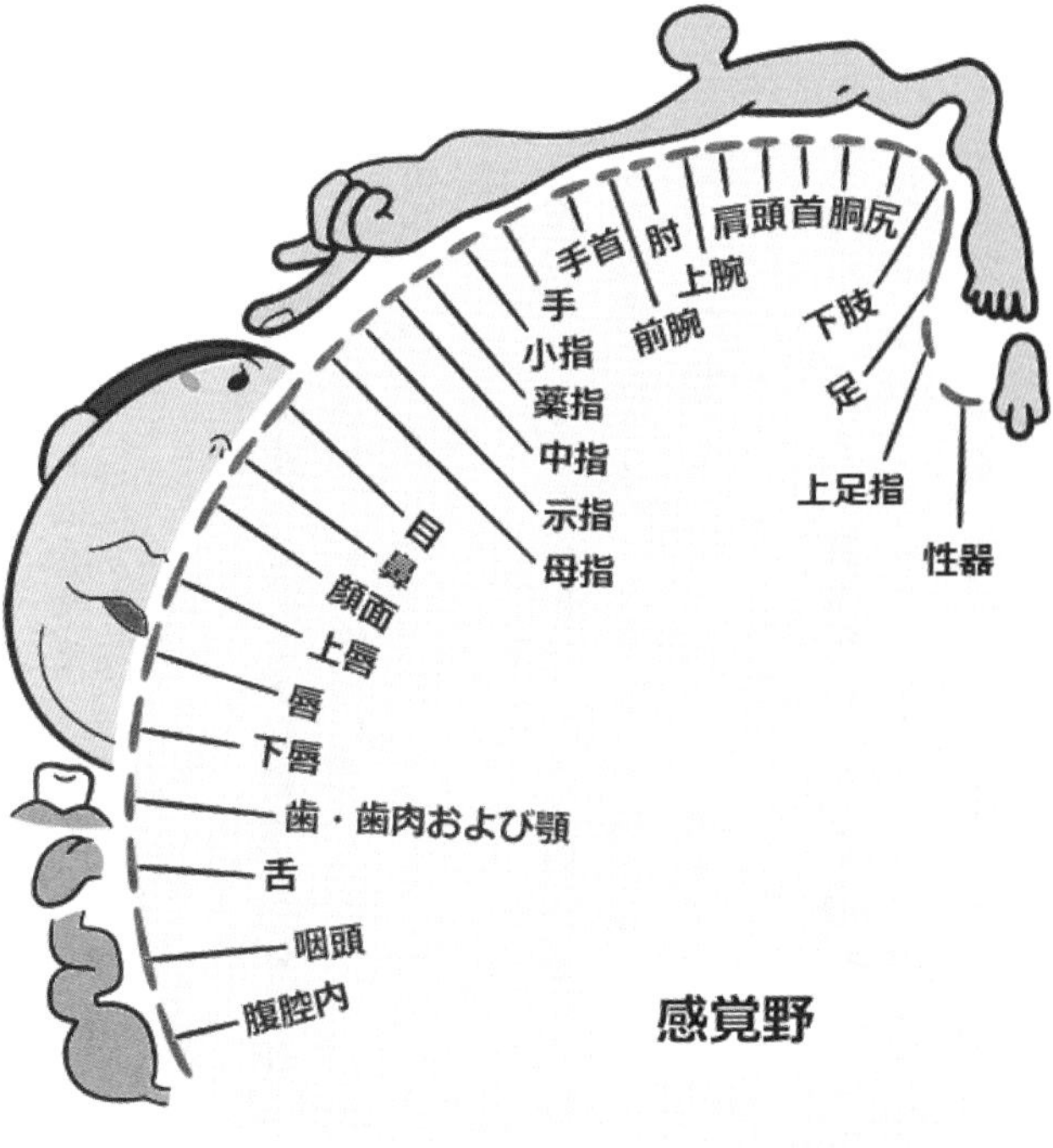

手足を動かすだけでも
脳のかなりの部分を刺激できる！

足指の場合は、手指ほどではありませんが、やはり「開く」「閉じる」「曲げる」「そらす」といった細かい動きが多く、それだけ脳とのつながりは深くなります。

「OK指体操」は、手足の指にさまざまな動きを取り入れることで、脳への刺激を最大ともいえるほどにした体操になっています。

しかも「OK指体操」は脳の血流をよくすることのほかにも、うれしい効果があります。

一つは、軽い運動による適度な疲れで、**よく眠れるようになる**ことです。認知症には睡眠障害を伴うことが多く、それが昼夜の逆転現象を起こしがちです。5章でも触れますが、認知症を改善するためには、睡眠の質も重要なのです。

また、運動を通じて、**気力や意欲がムクムクと増してくる効果**も期待できます。意欲が増せば、反対にストレスは減ります。ストレスは血流の大敵ですから、それだけ脳機能の改善・向上に役立つというわけです。

アルツハイマー型にもお勧め

「『ＯＫ指体操』の血流改善による効果はわかった。でも、それは脳血管性認知症の話で、アルツハイマー型やレビー小体型には効果がないのか――」

ここまでお読みになって、こんな疑問を抱いた方もいるかもしれません。

正直にいって、こうした脳変性性認知症の場合は、現在の医療では薬などによる治療も困難な状況であり、脳血管性認知症のように「ＯＫ指体操」や生活習慣の改善でよくなるとはいいがたい面もあります。

それでも、あきらめることはありません。なぜなら、脳変性性認知症と診断されても、詳しく調べてみると、脳卒中や特発性正常圧水頭症が原因として含まれている場合も考えられるからです。

どんな病気・症状でも、原因が一つとはかぎりません。主な原因のほかにも、症状を助長する別の原因があるケースもあります。

いわばミクスチュア（混合型）で、私は**認知症にもこの混合型は少なくないと**考えています。

もう一つ、つけ加えたいことがあります。

認知症の診断は、症状などの問診、画像検査、血液検査、MMSE（ミニメンタルステート検査。詳細は次項参照）をはじめとする認知機能テストなどで総合的に評価・判定されますが、これがかなり微妙で難しく、時にあやふやで、病名が確定しにくいケースも少なくないのです。

それでも「不明です」といえない医師は、最も可能性の高い病名をつけることがあり、あとでそれが違っていたということもあります。

だからいったんは、アルツハイマー病と診断されたけれど、実は回復可能な脳血管性認知症だったということもありうるのです。

私自身にも、次のような経験があります。

●「OK指体操」で脳のここが刺激される！●

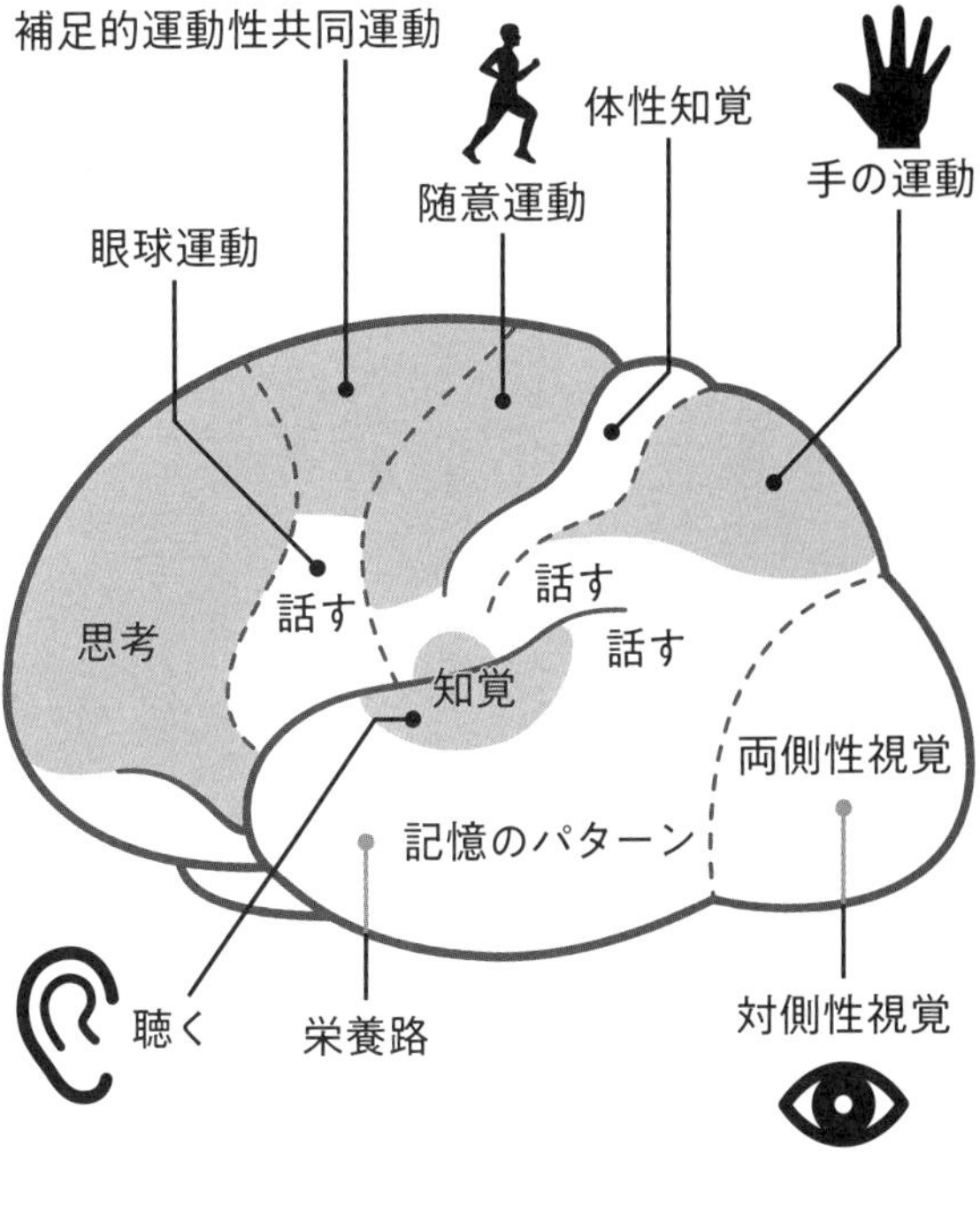

歌わずに指を動かすだけでもピンクに色付けした部分が、活性化することがわかっている

ほかの病院で、アルツハイマー病と診断されたOさん（男性・当時58歳）のエピソードです。

Oさんは漁師だったにもかかわらず、操船の仕方がわからなくなる、毎日のように歌っていたソーラン節の歌詞を忘れる、長年の趣味だった将棋が指せなくなる、失禁する、といった症状が顕著《けんちょ》になっていました。

知人の紹介により、私たちの病院を受診したのは、発症後、1年余りが過ぎたころでした。Oさんは、診察中もずっとボーッとしていて、私が話しかけてもほとんど反応がありません。

結論からいえば、Oさんはアルツハイマー病ではありませんでした。

問診や検査結果などから得た私の所見では、脳脊髄液のめぐりが悪い特発性正常圧水頭症を含む、脳血管性認知症である可能性が高かったのです。

そこで、シャント手術（6章参照）のあと、「OK指体操」などのリハビリテーションを続けた結果、Oさんの症状は大きく改善しました。

術後間もなく、**自ら挨拶**をしてくれるようになったかと思うと、例のかって毎日歌っていた**ソーラン節を楽しそうに歌いはじめた**のです。

退院後は、**寝たきりから車椅子に**変わり、日常生活は半介助になったことで、ご家族の負担もずいぶん軽減したとご報告をいただきました。また、Oさんは、**将棋の指し方も思いだした**ようで、息子さんと勝ち負けを争えるようになったとのことです。

もちろん、混合する病気は特発性正常圧水頭症にかぎりません。脳梗塞や脳腫瘍ということもあるでしょう。

いずれの場合でも、**混じっている病気が手術や運動療法、生活習慣の改善などで軽快するものであれば、そのぶん、認知症が回復する可能性があるということです。**

症状が20％でも30％でも改善すれば、それだけ周囲の方の負担も軽くなりますし、ご本人の生活の質も向上します。**決してあきらめず、あらゆる可能性を求めていく**――。認知症との闘いには、この姿勢が何よりも重要です。

1年間やった人には、周囲もうらやむほどの改善効果が！

認知症になると、動くのが嫌になって、次第に足腰が弱ってきます。すると、やがて動こうとしても動けなくなり、寝ていることが多くなってしまいがちです。

体を動かさないと、脳は刺激を受けずに休んでばかりなので、さらに脳の機能が低下していきます。

こうした悪循環が認知症をどんどん悪化させるのです。

「OK指体操」は、この悪循環に〝待った〟をかけ、脳に効果的な刺激を与えると同時に、弱った足腰の筋力も回復させるための体操です。

「OK指体操」の「O」は「音楽」の頭文字です。

「K」は「訓練」と「健康」の頭文字で、患者さんの症状の「改善」と

「幸福」も祈念して命名したものです。

もちろん、願いだけではありません。「ＯＫ指体操」には、実際の臨床で裏づけられた確かな「効果」（これも頭文字がＫ！）もあります。

ＯＫは「オーケー」と発音してください。「これで大丈夫！」の意味も込められています。

私が「ＯＫ指体操」を考案したのは、２０１０年のことです。以来、来院される認知症の患者さんや、別の病気で受診された高齢の患者さんを対象に、日課の運動として行なうように積極的に指導しています。

その成果は、「はじめに」（９ページ）でも触れたように、認知症の症状を評価する国際基準である検査ＭＭＳＥ（ミニメンタルステート検査）をもとに検証したデータにも顕著に現れています。

改めて、もう少し詳しく紹介しましょう。

ＭＭＳＥは、口頭による質問形式で行なわれる30点満点のテストです。

（ミニメンタルステート検査）●

MMSE（ミニメンタルステート検査）

- □ 今から私がいうことをくり返してください
  「みんなで力を合わせて綱を引きます」
- □ （大小２枚の紙を置いて）今から私がいうとおりにしてください
  ①小さいほうの紙を手に取ってください
  ②それを半分に折って
  ③大きいほうの紙の下に入れてください
  ※正解数×１点
- □ 次の図形を書き写してください

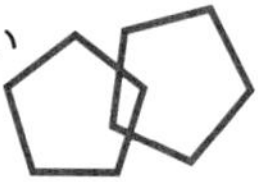

- □ 何か文章を書いてください
- □ （「目を閉じて」と書いた紙を見せながら）ここに書いてあるとおりにしてください
- □ 先ほど覚えていただいたいくつかの単語は何でしたか？
  ※正解数×１点
- □ （時計を見せながら）これは何ですか？
- □ （鉛筆を見せながら）これは何ですか？

正解を１点、誤答を０点として計算します

合計　　点／30点

● MMSE

MMSE（ミニメンタルステート検査）

- □ 今年は何年ですか？
- □ 今の季節は何ですか？
- □ 今は何時くらいですか？
- □ 今日は何月ですか？
- □ 今日は何日ですか？
- □ ここは、都道府県でいうと、どこですか？
- □ ここは何市（何区、何町）ですか？
- □ ここは何病院ですか？
- □ ここは何階ですか？
- □ ここは何地方ですか？（関西地方、など）
- □ 3つの単語を覚えて繰り返してください。
（例：桜、梅、猫、犬、電車、自動車）
※正解数×1点
- □ 100から7ずつ引き算をしてください
100−7＝　93−7＝　86−7＝
79−7＝　72−7＝
※正解数×1点

ＭＭＳＥの検査結果は、合計点数により、次のように判断します。

【30〜25点】正常
【24〜22点】認知症の疑いがある
【21点以下】認知症の疑いが強い

私は、健常者64名（男性42名、女性22名。平均年齢59・2歳）と、ＭＭＳＥが10点以上で軽度の認知症が認められる患者さん48名（男性28名、女性20名。平均年齢62・1歳）に、「ＯＫ指体操」を毎日実践してもらいました。

そして、1年後に再度、ＭＭＳＥで検証したところ、以下のような結果になりました。

・健常者の平均値は、調査開始時が26・2点、1年後が25・7点
・認知症の患者さんの平均値は、調査開始時が16・2点、1年後が20・4点

健常者の認知機能には、ほぼ変化がなく、新たな認知症は発症していません。**同じ健常者でも「ＯＫ指体操」を行なわなかったグループは認知機能が大きく衰えています。**

一方、**認知症が認められた患者さんは数値が４・２点も上昇しました。認知症が進行しないどころか、明らかな改善傾向が見られます**（81ページの図を参照）。「ＯＫ指体操」を行なわなかった軽度認知症のグループは、さらに症状が進行しました（80ページ参照）。

また、この調査では、両方のグループのご本人やご家族に、自覚的あるいは客観的な症状の変化に関するアンケートも実施しました。

その結果、次のような回答が寄せられました。なお、回答があったのは112名中82名（回答率73・２％）です。カッコ内は回答数で、重複回答もあります。

「元気になった。笑顔が多くなった」（58件）

認知機能が向上！

「OK指体操」行なわなかった人たちの結果

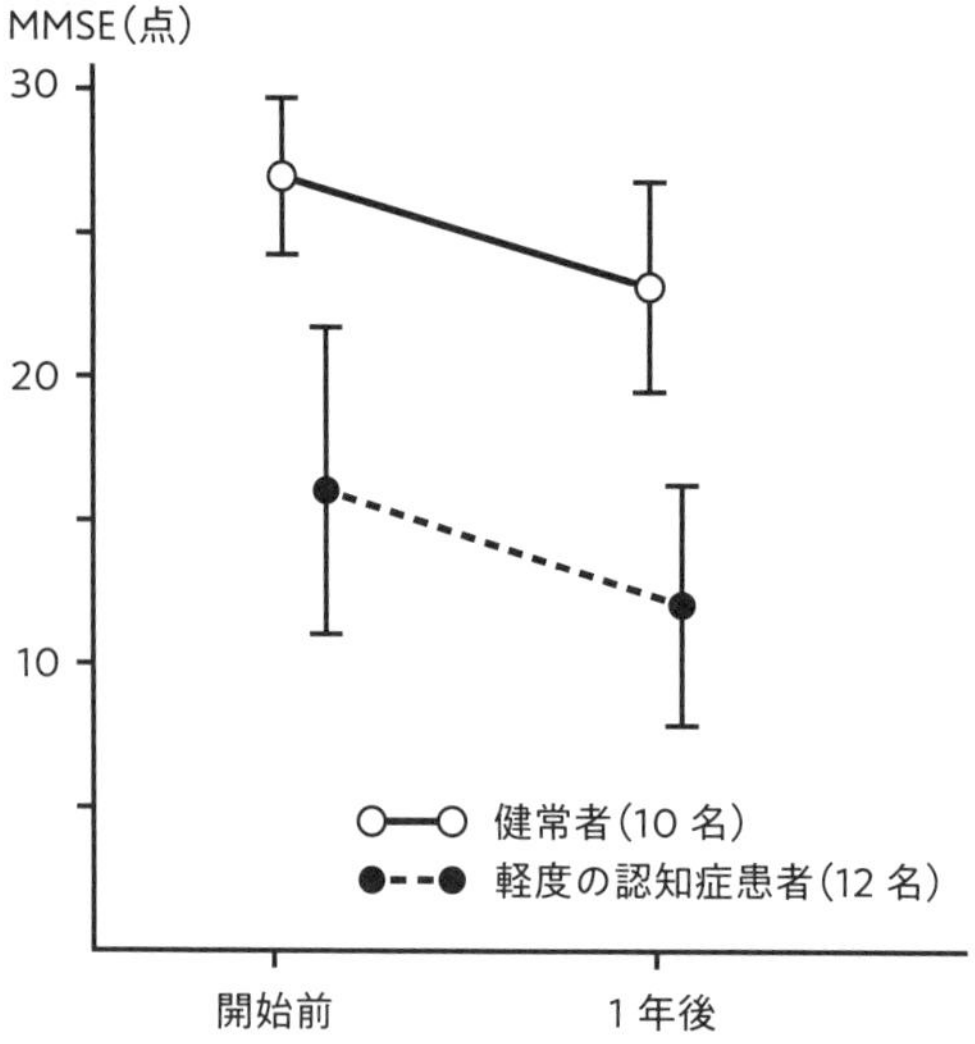

評価基準		
	30 ～ 25 点	正常
	24 ～ 22 点	認知症の疑いがある
	21 点以下	認知症の疑いが強い

●「OK指体操」を１年間続けたら

「OK指体操」をした人たちの結果

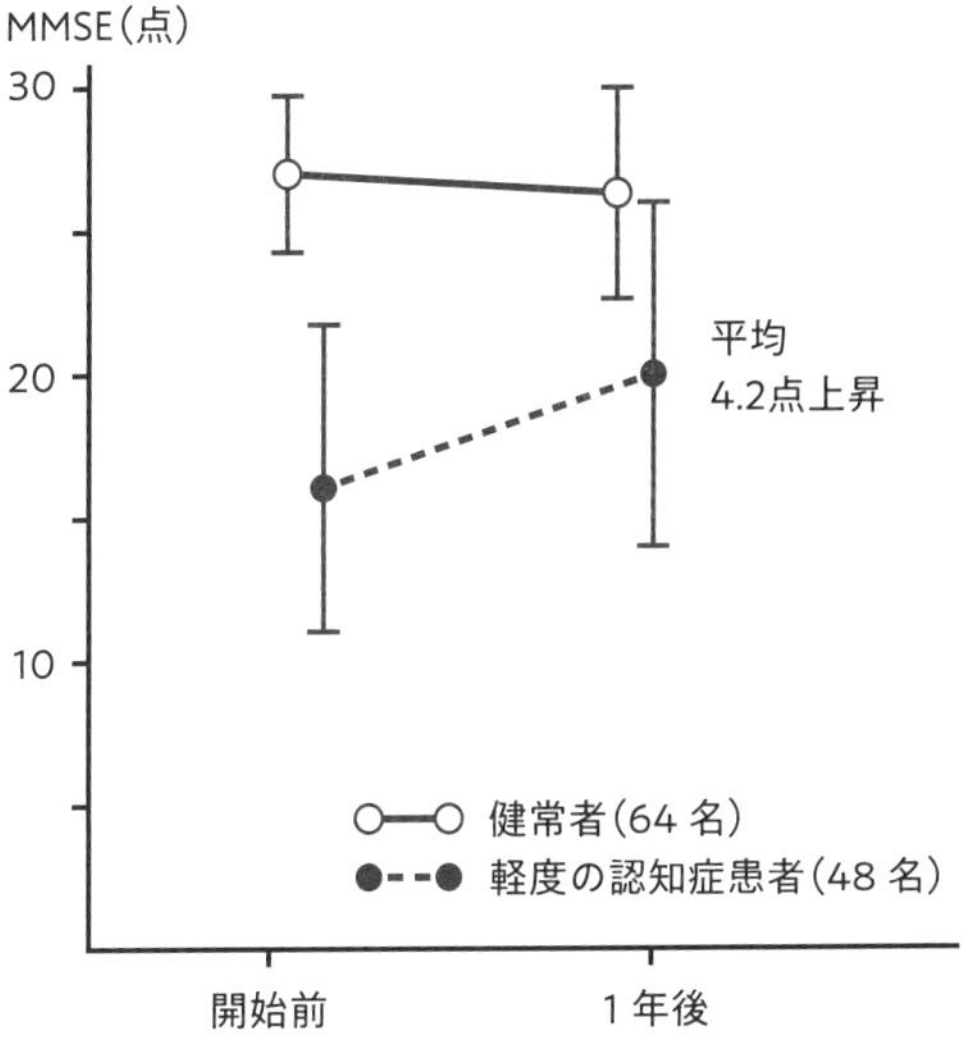

健常者には新たな認知症は発症せず、
点数に大きな低下は見られなかった。
軽度の患者さんには症状の改善が見られた

「歩き方が早くなった」（52件）
「イライラしなくなった。穏やかになった」（46件）
「（言動などが）はっきりしてきた」（46件）
「会話が多くなった」（33件）
「自分のことは自分でやるようになった」（22件）
「趣味を始めた」（19件）

こうした言動の変化からも、明らかに「ＯＫ指体操」によって日常生活の内容がよくなってきたことがうかがえます。

「ＯＫ指体操」の誕生秘話

私が「ＯＫ指体操」を考案したのは、２０１０年のことです。
私は特発性正常圧水頭症が専門で、**この認知症は手術で劇的によくなり**

ます。患者さんが以前の状態に戻ったときのご家族の喜びようは、とても大きなものです。

ただ、そんな光景を見るにつけ、改善が困難なタイプの認知症で苦しむ方々に思いを馳《は》せていました。

少しでも改善する、あるいは進行を止める手立てはないだろうか――。そんな考えが、いつも頭にこびりついていたのです。

やがて運動療法に可能性を感じて、歩いてもらったり筋トレをしてもらったり、臨床でも指導を始めましたが、今一つ、手ごたえがありません。

そんなとき、以前に友人の医師から聞いた話を思いだしたのです。当時、介護老人保健施設の施設長をしていた友人がいっていました。

「うちの施設では、米ぬかが入った袋を手でもむリハビリをしているのだが、それが認知症には、けっこういいようだ」

それを思いだしたとき、私の中に、ひらめくものがありました。

「そうか、指の運動だ！」

それまで、認知症に運動がいいことはいわれていましたが、具体的な方法は特になく、大ざっぱな指導がほとんどでした。私もつねづね、疑問を感じていたものです。

ぬか袋をもむのは手、とりわけ手指の運動になります。解剖学的に見ても、手指の運動領域は脳の大部分を占めていることは先述しました。

とすれば、その**手指の運動に特化すれば、脳への刺激もより大きくなるし、もっと顕著な効果が得られるに違いない！**——と思い至ったのです。

ぬか袋をもみもみするのもいいのですが、つくるのに手間がいりますし、患者さんもご家族も面倒なことは嫌がります。

そこで、「道具を使わず、手指を動かすだけで効果的な運動になる方法は？」と思いをめぐらせ、リハビリの専門家などの意見も参考に考えた末に誕生したのが「ＯＫ指体操」です。

最終的には、そこに足指の体操も盛り込むことにしました。こうして、「ＯＫ指体操」の原型ができたのです。

昔懐かしい曲を使うことの、見逃せない相乗効果

「ＯＫ指体操」に音楽を採り入れるようになったのは、それから数年後です。

指体操の効果は着々と出てきましたが、やがて私はある問題に悩まされるようになりました。認知症は意欲の減退も特徴ですから、「ＯＫ指体操」をやりはじめても、やがて飽きて、途中でやらなくなる患者さんが目立ってきたのです。

そこで、「音楽に合わせてはどうか」ということになりました。

詳しくは次章で説明しますが、この**音楽が患者さんのモチベーションを**

高めるのに、思いのほか大きな効果を発揮しました。飽きずに何度でも、いえ、1年でも2年でも続けてもらえたのです。

そればかりか、脳への刺激としても、すばらしい相乗効果のあることが、やがてわかってきました。

手足の指を動かすときに刺激されるのは、もっぱら脳の中央の運動野ですが、音の情報は耳から入って、主に脳の横の側頭葉で処理されます。近くには記憶をつかさどる海馬などもあります。

つまり、音楽を活用することで、それだけ脳を広く刺激し、血流を高める相乗効果が生まれるのです。

なお、相乗効果という意味では、「OK指体操」には指をグーからパーに変えるという、**ちょっとした判断を必要とする動き**があります。

この動作をしたときには、脳の前側にある「判断」をつかさどる神経を刺激できます。

このように、「ＯＫ指体操」はさまざまな角度から、できるだけ、**脳の広い範囲を刺激するように意図されている点も特徴で、それが認知症の改善効果に結びつく確かな力になっていると考えられます。**

「ＯＫ指体操」には、もう一つ特筆したい特徴があります。

それは、**足腰が弱ってきたお年寄りでも、椅子に座ったままできる、すこぶる簡単で無理のない運動である**ことです。

足がうまく動かせない人は、手の指だけでもかまいません。手の指は、足の指よりもかなり広く脳を刺激しますので、それだけでも十分に効果は得られます。

しかも、1回たったの5分程度で、運動としては負担がなく飽きない長さです。いくら有効で意味のある運動でも、一朝一夕《いっちょういっせき》に効果は得られません。毎日、少しずつでもコツコツ続けることで、初めて実が結ばれるのです。

（楽しいから、老人ホームで大人気！）

最近は、入所者の機能訓練の一環として、「ＯＫ指体操」を活用する老人ホームも出てきました。埼玉県久喜市《くきし》にある介護付有料老人ホーム「ベストライフ久喜」も、その一つです。

２０１４年にオープンした同施設には、要介護２〜３の、60〜90代の方々が入所されています。

「ＯＫ指体操」が導入されたのは、２０１７年5月からです。同施設の入所者が当院を受診した際に、脳のリハビリ用に「ＯＫ指体操」のＤＶＤを私が差し上げたのがきっかけでした。

施設長が、「ＯＫ指体操」について、次のように話してくれました。

「ご本人とDVDを見た第一印象は、体操の内容が難しくないし、歌に合わせて楽しくできそうだな、というものでした。

現在、専従の機能訓練スタッフがいないこともあり、これなら誰でもできそうだし、みんなでやってみようか、ということになったのです。

以来、毎日午後2時から始まるレクリエーションの前に、それまでやっていたラジオ体操に続けて行なうようにしたところ、皆さんの反応がよいことに驚いています。

当施設は何をするにも、ご本人の意思が最優先で強制しません。しかし、「OK指体操」をやるときは、特にご案内しなくても大半の方が参加されて、人気のレクリエーションの一つになっています。

人気の理由を私なりに考えると、音楽との組み合わせがやる気をそそるようです。竹内先生がお勧めの『リンゴの唄』は、お年寄りに親しみがあります。実際に、多くの方が歌詞を口ずさみながら、楽しそうに実践しています。

また、達成感もあるように思います。終わってから、「この動きが難しいね。でも、できた！」とうれしそうに話される方もいます。〝まだまだ自分にもできることがある〟と思えるのは、皆さんの自信や励みになるようです。

「ＯＫ指体操」は、認知症の予防や抑制にもなると伺っています。皆さんの様子を見ていると、その意味でも期待できそうで、導入して本当によかったです」


私も実にうれしいかぎりです。今後、「ＯＫ指体操」を導入する高齢者施設がますます増えていくことを願っています。

それでは、「ＯＫ指体操」のやり方を、次章から詳しくご紹介していきましょう。

3章

実践！「OK指体操」で脳がグングン目覚める！

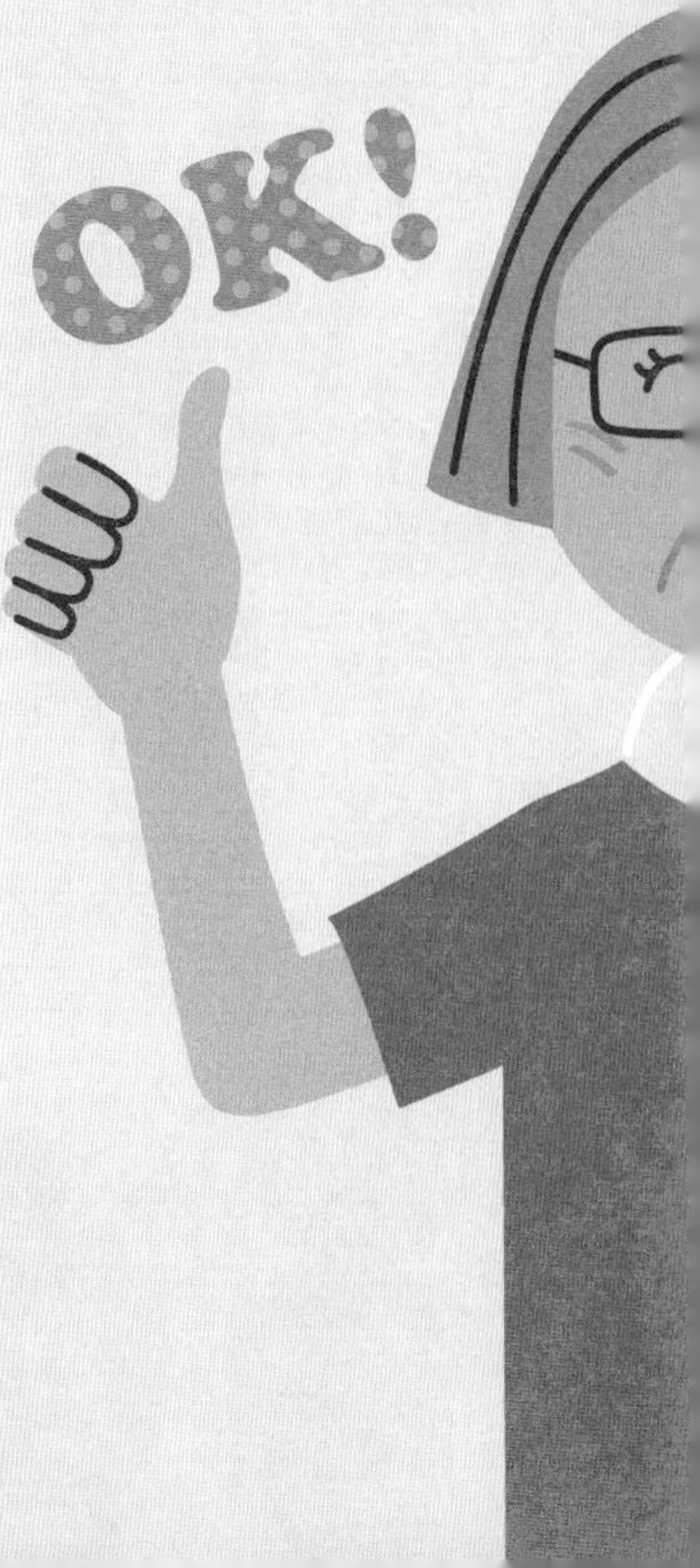

脳に最高の刺激！これが「OK指体操」だ！

「OK指体操」は、手の体操が4種類、足の体操が3種類、全部で7種類あります。

この7種類の体操を、自分の好きな音楽に合わせて、一日1回、行ないます。

なじみのある曲で、自分も歌える曲なら、なおいいですね。

楽しいですし脳への刺激が一段と増します。それではじめましょう！

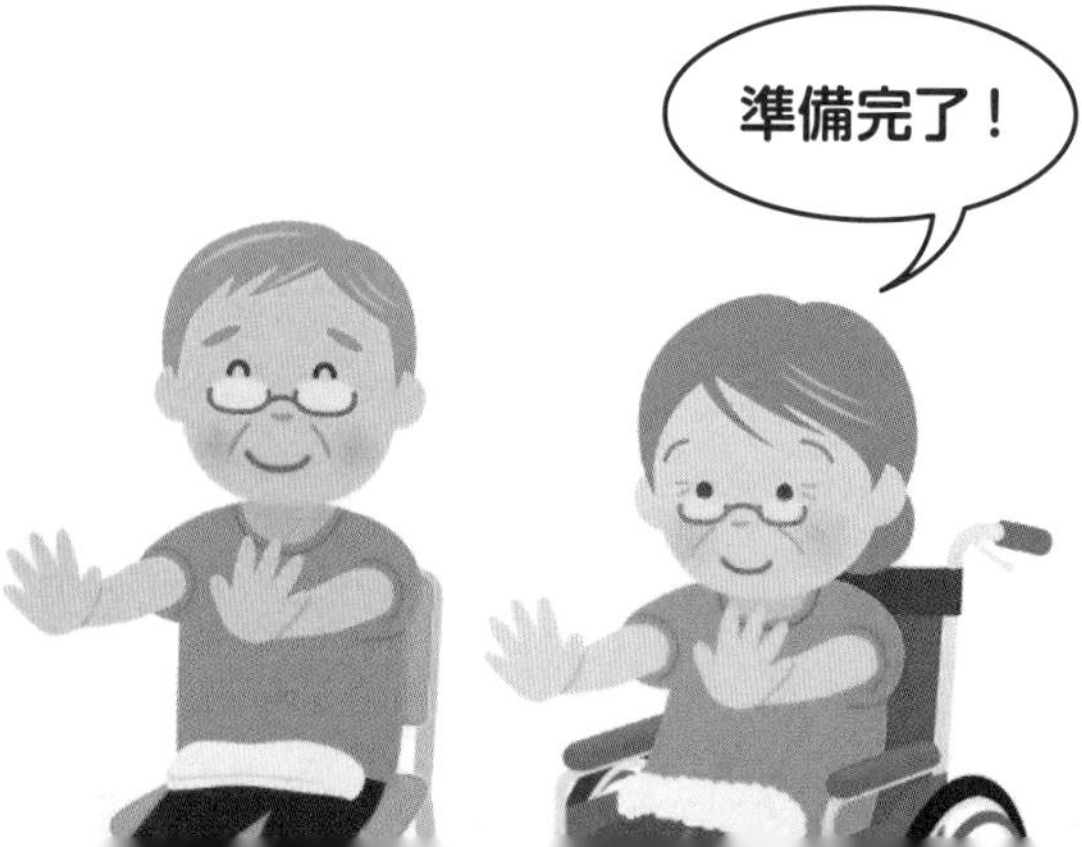

手の「OK指体操」

❶手のニギニギ指体操

（1）両手を胸の前に出し、手のひらを前方に向けて指を軽く開く

（2）親指は伸ばしたまま、ほかの4本の指を曲げたり伸ばしたりする

※曲げて伸ばすのを1回として、両手同時に8回くり返す

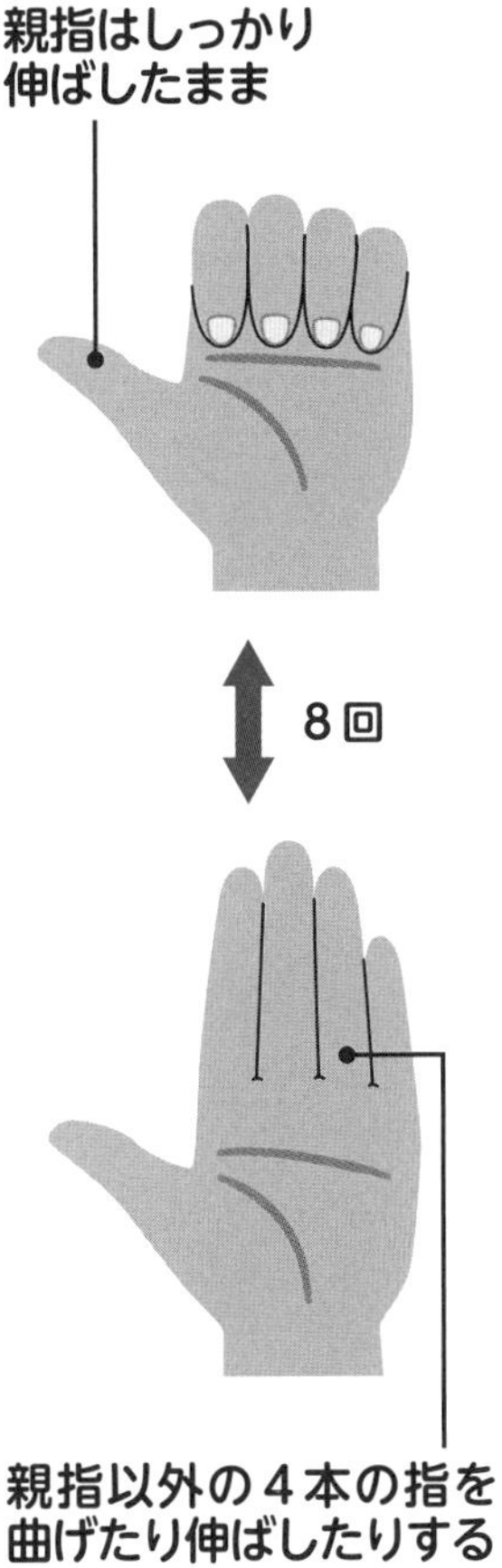
親指はしっかり伸ばしたまま
8回
親指以外の4本の指を曲げたり伸ばしたりする

❷手のパッパ指体操

（1）両手を胸の前に出し、指の間を閉じたり開いたりする。開くときは、めいっぱい指を広げ、閉じるときは指と指の間に隙間《すきま》があかないよう、しっかり閉じる

※閉じて開くのを1回として、両手同時に8回くり返す

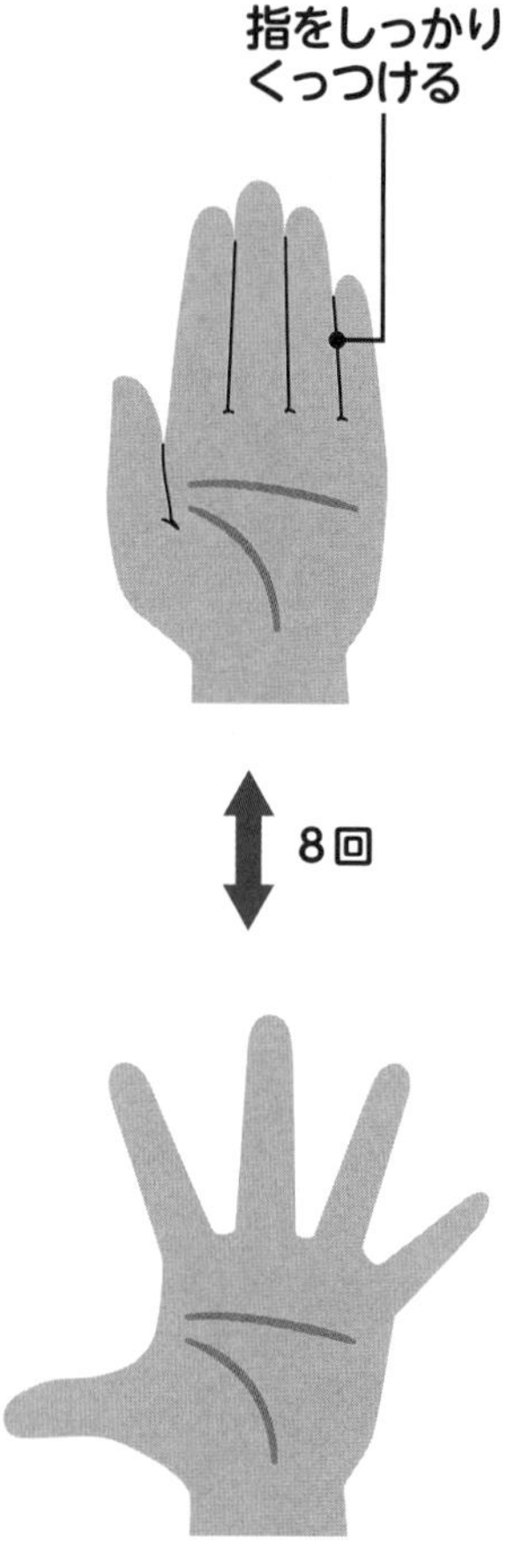

❸キラキラ星指体操

（1）両手を胸の前に出し、手のひらを前方に向けて指を軽く開く

（2）肩と腕の力を抜き、手首を回転させ、手のひらを外側にむけたり内側に向けたりするのをくり返す

※回転させて戻すのを1回として、両手同時に8回くり返す

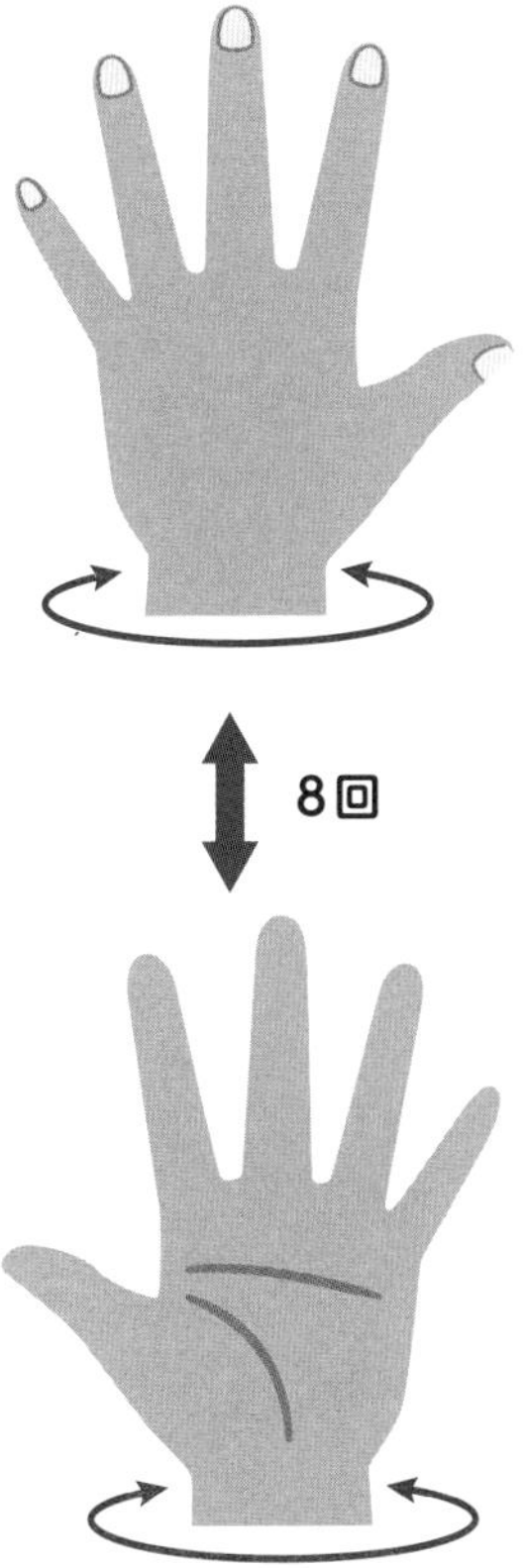

手首を回して、手のひらを内側と外側に交互に向ける。

❹どすこい！　突きだし体操

（1）両手の拳を胸元に引きつけた状態から、手を開きながら、正面に向けて腕を突きだす。相撲のワザ、突きだしのように、指も腕もしっかり伸ばす

※突きだして戻すのを1回として、両手同時に4回くり返す

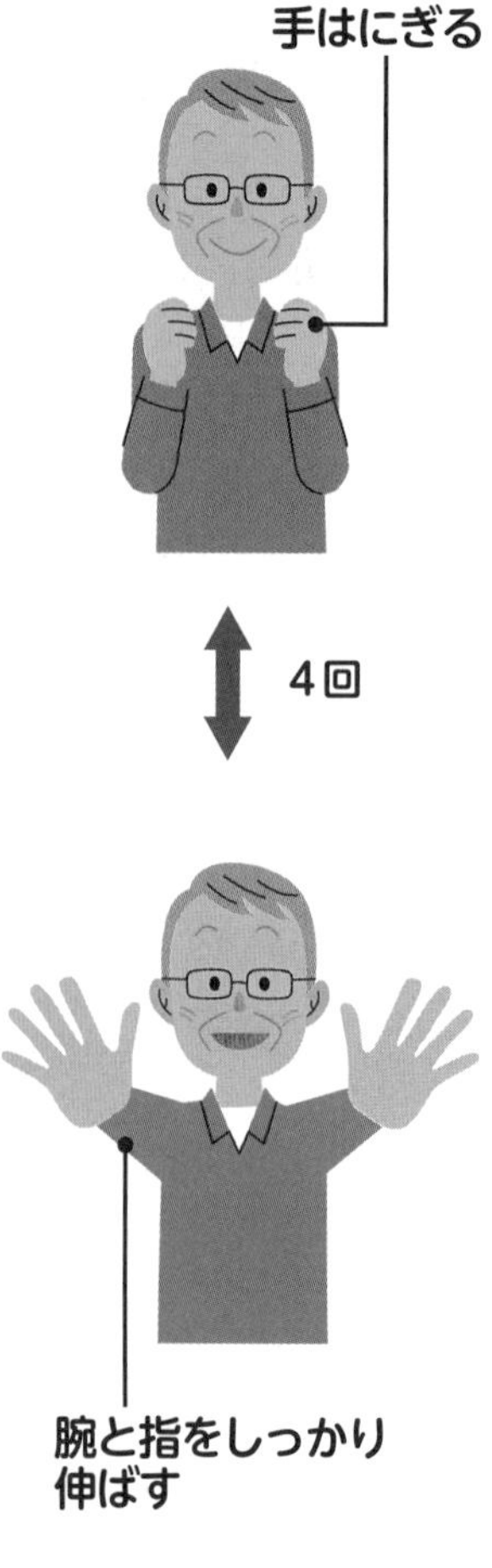

足の「OK指体操」

❺足のニギニギ指体操

（1）椅子に座り、かかとを床につけたまま、両足のつま先を少し上げる

（2）足指をグーッと曲げたり、パッと広げたりする。広げるときは扇《おうぎ》状にしっかり指を伸ばす

※閉じて開くのを1回として、両足同時に8回くり返す

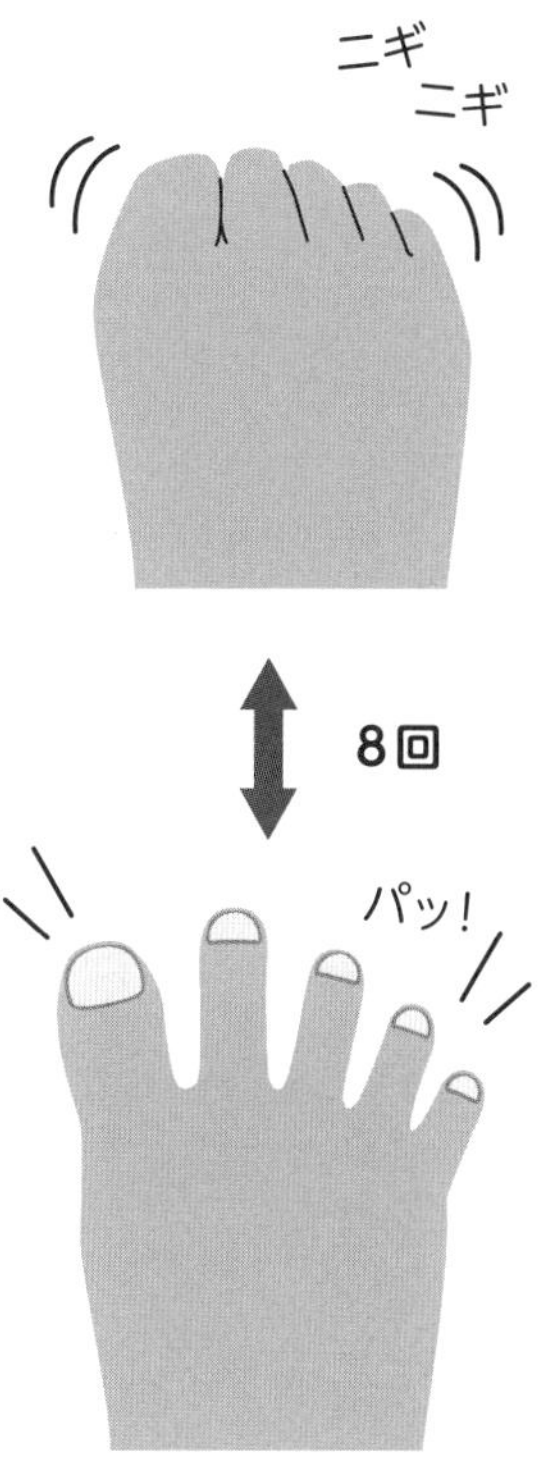

足指を曲げたり伸ばしたりする。両足同時に8回繰り返す

❻ピーンとひざ伸ばし体操

（1）椅子に座り、片方の足を前方に伸ばす

（2）足を床に戻したら、同様に反対の足を前に伸ばす。これを左右交互に行なう。

※左右行なうのを1回として、交互に4回くり返す

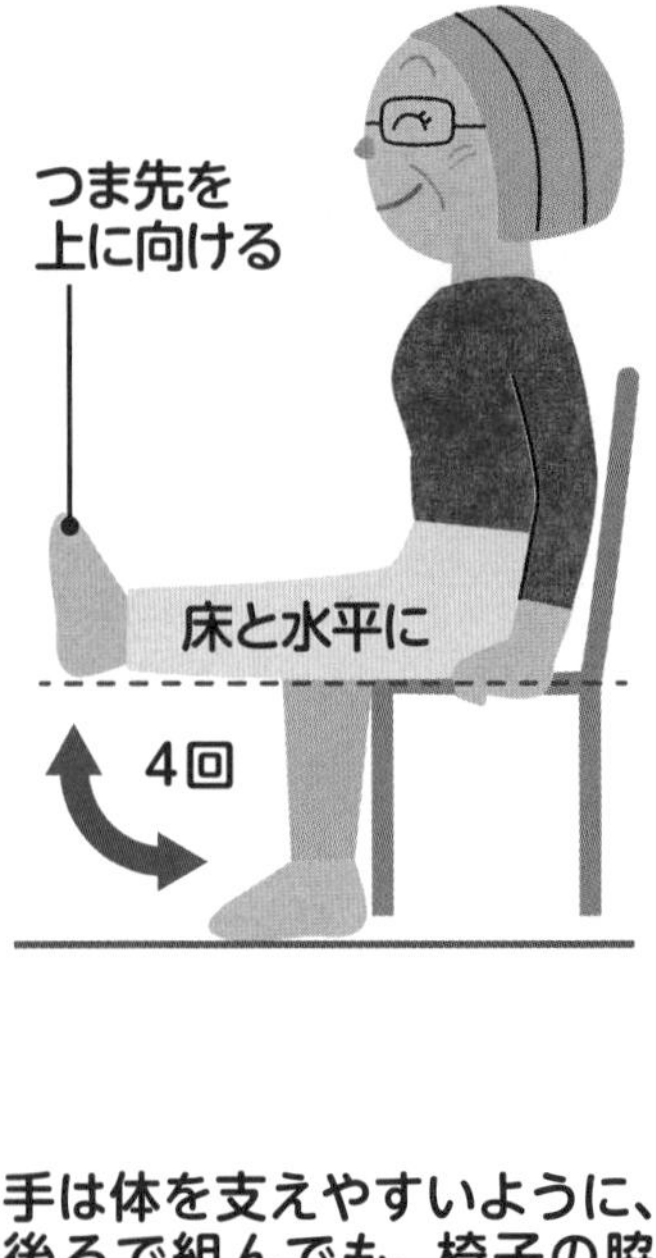

手は体を支えやすいように、後ろで組んでも、椅子の脇に置いてもよい

❼足ぶみ体操

（1）椅子に座り、片方の足の太ももを持ち上げる

（2）足を床に戻したら、同様に反対の足の太ももを上げる

※左右行なうのを1回として、交互に8回くり返す

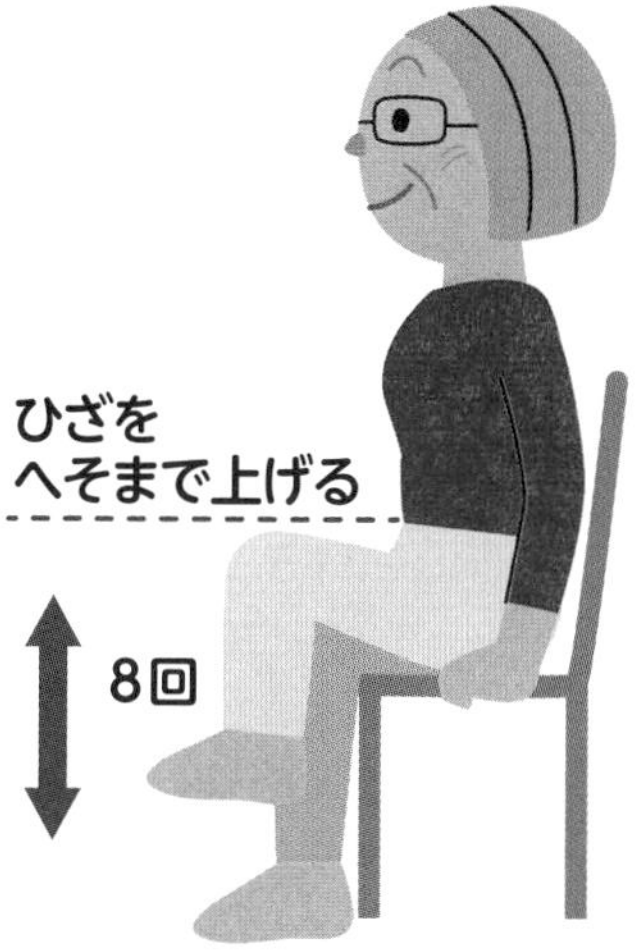

しょう。

❶〜❼の体操を、自分の好きな音楽に合わせて、リズミカルに行ないま

私たちのリハビリでは当初、『リンゴの唄』をよく使いました。

最近は、童謡の『ふじの山』を使っています。ご高齢の方なら誰もが知っている歌ですし、テンポが早すぎもせず、遅すぎもせず、「ＯＫ指体操」の動きにちょうどいいからです。

『ふじの山』（作詞　巖谷《いわや》小波《さざなみ》・作者不明）

〽

あたまを雲の上に出し　……❶手のニギニギ指体操

四方の山を見おろして　……❷手のパッパ指体操

かみなりさまを下にきく　……❸キラキラ星体操

ふじは日本一の山　……❹どすこい！　突きだし体操

〽青空高くそびえたち
からだに雪のきものきて……❺足のニギニギ指体操
かすみのすそを遠くひく……❻ピーンとひざ伸ばし体操
ふじは日本一の山……❼足ぶみ体操

『ふじの山』は2番まであり、曲の1番に合わせて**手のOK指体操**（❶～❹）を、2番に合わせて**足のOK指体操**（❺～❼）を行なうのです。

これをもう1セット、同様にくり返します。

最終的に、❶～❼の各体操を2セットずつ行なうのですが、所要時間は5分もかかりませんので、お年寄りがやっても大きな負担にはなりません。むしろ適度な運動になって、脳にも体にもよい刺激を与えます。

スマートフォンのバーコード読み取り機能を使って102ページのQRコードからアクセスすると、インターネットの動画サイト「YouTub e」で実際の体操の様子を見ることができます。動画を確認しながら動きを覚えましょう。

「OK指体操」のやり方を動画で見ることができます。スマートフォンのQRコード読み取り機能を使ってアクセスしてください。

なお、**音楽は好きな曲にしましょう**。なじみの曲がいいでしょう。そして、できるだけ体操に合わせやすい曲を選んでください。

ちなみに私たちは、藤山一郎《ふじやまいちろう》さんが歌ったことで有名な『青い山脈』も、よく使います。これも終戦直後にヒットした歌です。

『リンゴの唄』や『青い山脈』を選んでいる理由は、テンポが「OK指体操」に適しており、お年寄りでもリズムが取りやすいからです。

また、**なじみのある曲を耳にすることが、やる気を誘います。**歌を口ずさみながら楽しくできるのもポイントです。実際に、実践している方からは、「歌が楽しいから続けられる」という声が多く返ってきます。

「OK指体操」へのQ&A

Q　どの程度の頻度で行なうのがいいですか？

A　「手のOK指体操」と「足のOK指体操」×2セットを、一日に1度は行ないましょう。やる気があれば、2度でも3度でもけっこうです。ぜひ前向きに取り組んでください。

Q　どの時間帯に行なうのがいいですか？

A　基本的には、いつやっても効果に差が出ることはありません。それより重要なのは、ご本人がやりやすい、あるいはやる気になりそうなタイミングを選ぶことです。

その意味では、人によって異なりますが、日中の活動的な時間帯が向いていると思います。ただし、テレビを見ながら、おしゃべりをしながら、といった〝ながら体操〟は控えてください。脳への刺激が拡散してしまうからです。「ＯＫ指体操」を行なう間は、できるだけ体操に集中しましょう。

Q 本人がやりたがらない場合は？

A そういう場合でも、けっして無理強いしてはいけません。ご本人のストレスになるからです。あくまでも、ご本人のやる気を根気よく引き出すようにしましょう。
たとえば、一人だけで行なうのではなく、ご家族の方や、デイサービスの仲間などと、みんなで行なうのも一つの手です。そのほうが楽しいでしょうし、モチベーションも湧きやすくなるでしょう。

「OK指体操」は、ご家族の方にとっても認知症の予防になりますから一石二鳥です。

また、ご本人にカメラやゴルフなどの趣味があれば、それを積極的に応援しながら、その合間に「OK指体操」を勧めてみるといいでしょう。人間は好きなことをしているときは気持ちも丸く、前向きになれるものです。

Q　ほかの持病があっても大丈夫ですか？

A　ごく軽く、体には負担の少ない体操ですから、特に問題はありません。高血圧や糖尿病の方には、むしろ適度な運動としてお勧めしたいほどです。

Q　改善のサインはいつごろ、どのように出てきますか？

A　ご本人の取り組み方や、病態などによる差もあって、一律に示すのは難しいのですが、私の臨床経験からすると、やはり前向きに取り組んでいる方ほど効果も早く出るようです。

早いケースでは、１カ月後の受診で顕著な改善が見られます。

そういう方は、まず表情が変わります。ほとんど無表情だったのが、笑顔が出るなど、感情の変化を見せるようになります。

また、口を貝のように閉ざしていた方が、自分から私に話しかけてくるといったケースもあります。

手のツボ刺激で東洋医学の恩恵にもあずかろう

「ＯＫ指体操」の効果をさらに上げるためにお勧めしたいのが、手の指にあるツボ刺激です。これは東洋医学でいう「井穴《せいけつ》」のツボで、指の第一関節（指先から数えて最初の関節）の左右両端、爪の付け根の両端、２㎜ほど下にあります。

井穴は、読んで字のごとく、「井戸の水のように生命力がこんこんと湧

・生命力が湧きでるツボ・

井穴

爪の付け根の両端、2㎜ほど下にある

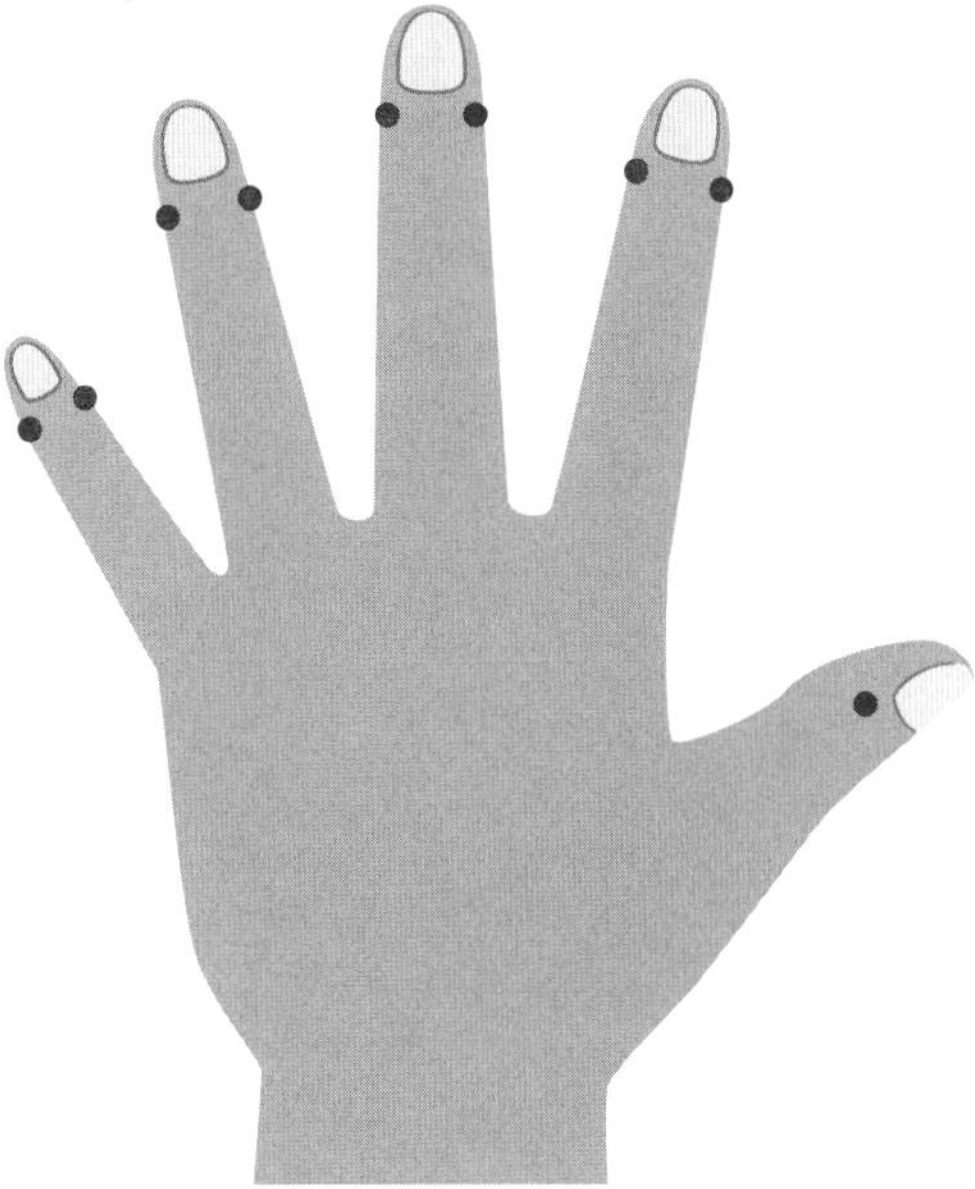

もう一方の手で挟んで刺激しよう

き出てくる」という意味で、全身のツボを統括する万能のツボともいわれています。

脳との関係が深く、入浴時など体が温まっているときにこのツボを押すと、脳の血のめぐりがよくなります。

お風呂に浸《つ》かりながら、この部分を、もう一方の手の親指と人差し指ではさむようにして、1回5秒くらい押してください。

これを1指10回、両手の指すべてに行ないましょう。

次章では観点を変えて、「OK指体操」でよい結果が現れた患者さんの体験談をご紹介します。

4
章

改善した人たち 喜びの声

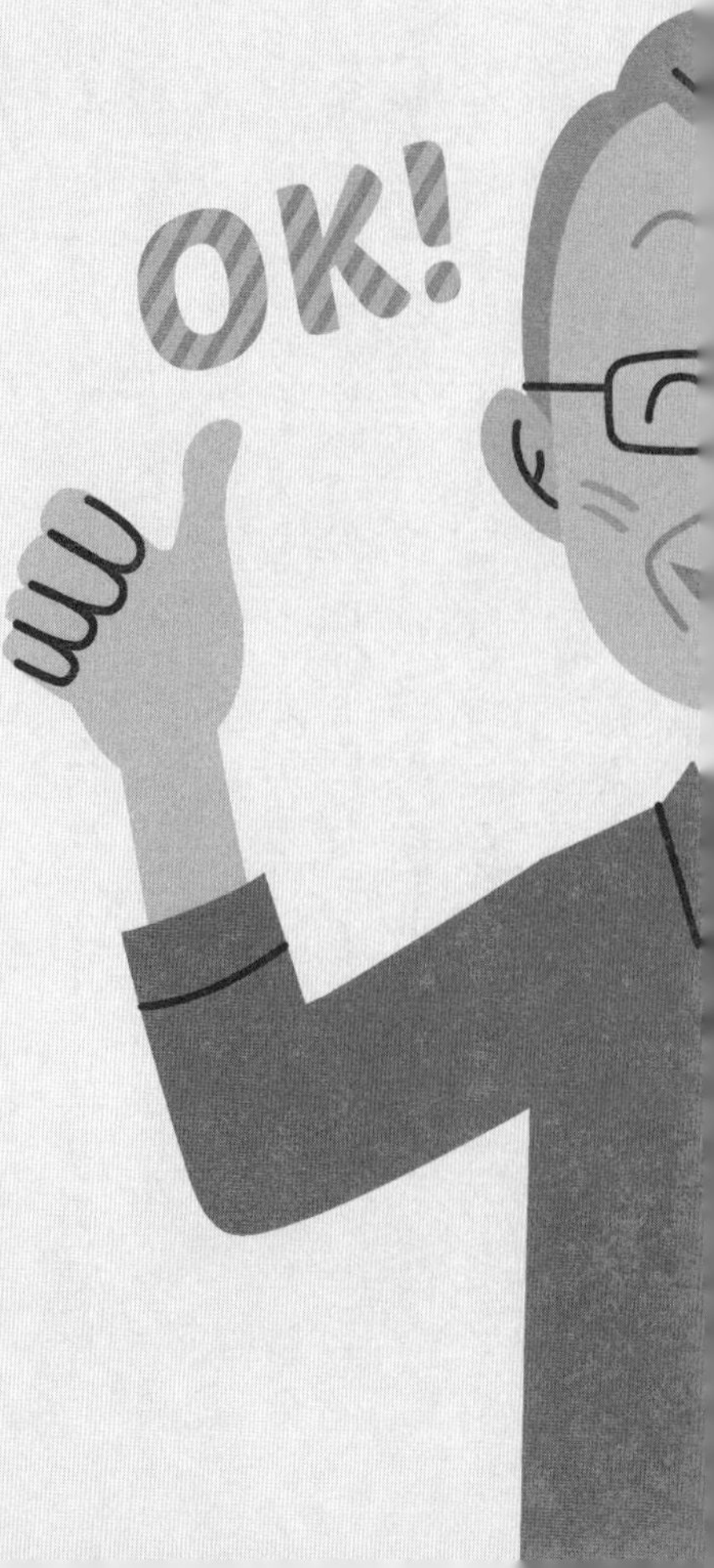

喜びの声①

夫の言葉数が増えて活動的に！　脳梗塞のマヒも軽快

遠野《とおの》尚美《なおみ》さん（仮名）50歳　主婦

現在、66歳になる夫が脳出血で倒れたのは、2010年のことです。

当時、まだ還暦前という年齢でした。幸いにも命に別状はなかったものの、左半身にマヒが残りました。

退院後はリハビリの効果もあってか、回復は順調そのもの。マヒは完全にはなくなりませんでしたが、日常生活に大きな支障もなく、このぶんなら倒れる前とほとんど変わらないと、私たちもホッとしていました。

ところが、それも束《つか》の間。還暦を過ぎたころから、夫の様子がだんだんおかしくなってきたのです。

私たち家族が最も心配したのは、とにかく何ごとに対しても興味を失い、無気力になってきたことです。

夜はちゃんと寝ているのに、昼間も横になっているか、椅子に座ったまま、うつらうつらしているばかり、外に出るのはもちろん、家の中でもほとんど動くことがありません。

一日中、何もしゃべらないこともあり、こちらから話しかけても「うん」とか「ああ」というだけです。

このままではよくないし、少しでも社会とのつながりを持とうと、デイサービスのお世話を受けるようにしました。

でも、スタッフさんの話では、そこでも寝ているか、起きていてもボーッとしているかのどちらかのようでした。

もともと夫は好奇心が旺盛で、冗談をよくいう明るい性格でした。若いころはアイスホッケーの選手として活躍。引退後も審判をしたり、テニスやギターに夢中になったりするなど、むしろ同年代の誰よりも活動的だったと思います。

それだけに、この落差は私たち家族にとって、大きなショックでした。少しでも元の姿に戻ってほしいと、いろいろな治療を受けましたが、症状はまったくよくならず、途方に暮れていました。

そんなとき、よくお世話になっている東鷲宮《ひがしわしのみや》病院の高次脳機能センター長として、竹内東太郎先生が赴任されることを知ったのです。

竹内先生のことは、マスコミや人づてにも、よく耳にしていました。脳外科の専門医として、特に認知症などの改善に高い実績を持っているとのこと。渡りに船とばかり、私たちは迷わず受診しました。

検査の結果、夫は、脳の血管が詰まる脳梗塞の影響で、脳の血流が悪くなっているとわかりました。また、特発性正常圧水頭症（36、178ページ参照）の疑いもあり、これらが複合的に認知機能を低下させているようでした。

そこで、特発性正常圧水頭症の手術を受け、その後、血流が悪くならないようにと軽い血流改善薬を処方されるとともに、竹内先生が考案された

「ＯＫ指体操」という体操も勧められました。

「ＯＫ指体操」は、手や足の指を動かすことで脳を刺激して血流をよくするものです。夫は竹内先生から「左手と左足にマヒが残っているので、少々きついかもしれませんが、そこだけは少しがんばって、やるようにしてください」と励まされました。

こうした治療の成果は、「驚き」のひと言でした。

中でも大きな変化は、**日中に寝ている姿が目に見えて減ってきたこと**です。そればかりか、**自分から進んでリハビリに出かけたり、身の回りのことをしたりするようになりました。**

デイサービスに行っても、いろいろなイベントに参加。先日は陶芸に挑戦し、自分で作った作品を持ち帰って、得意げに披露してくれました。

また、よくしゃべるようにもなりました。ときどき冗談めいたこともいいます。お世辞にも、おもしろくはありませんが（笑）、冗談をいうようになっただけでも喜ばしいことです。

こうした見た目の改善は、数カ月もたたないうちに目立ってきたように記憶しています。

わずかの間に、こんなに変わるものかと、びっくりするやら、うれしいやら。竹内先生に出会えたことが、本当に幸運を運んでくれたと感謝しています。

「ＯＫ指体操」も、思い立ったときに自分からやっています。当初は思うように動かなかった左手や左足も、ずいぶん動きだしてきたようです。

夫は昔からギターがとても上手でした。私たち家族にもよく弾いて聴かせてくれたものですが、具合が悪くなってからは、まったく手にしなくなりました。そのギターを再び弾いてくれたら……というのが、現在の私の一番の望みであり、また、改善の大きな目安にもなると思っています。

もちろん、無理強いはしません。それがよくないことは竹内先生からもいわれているからです。

そこで、近ごろは夫の目につきやすいところに、さりげなくギターを置き、自然に手に取ってくれることを願っています。これまでの回復ぶりからして、その可能性は十分にあると思っています。夫が元気にギターを弾く日が来ることを信じて、焦らず温かい目で見守っていきたいと思います。

竹内先生のコメント

遠野さんは脳梗塞の後遺症に加え、特発性正常圧水頭症も併発。このダブルパンチによって、認知機能の低下に拍車がかかり、回復を困難にしていたと思われます。**このように原因が複数あることは、認知症にはよく見られること**で、当然、治療も並行して行なう必要があります。

特に、特発性正常圧水頭症の場合は、手術で治る可能性が高く、それだけ認知機能の改善も見込まれるので、**必ず担当医にチェックを依頼するようにしたいもの**です。

遠野さんは、ここで満足せず、「OK指体操」の継続や趣味への挑戦などで脳を活性化させ、よりいっそうの回復を目指してください。

喜びの声②

母のもの忘れが解消して、趣味の数字パズルも再開！

山岸和子《やまぎしかずこ》さん（仮名）49歳　会社員

81歳になる母の様子が「あれっ、変だな」と思いはじめたのは、2年前のことです。

しばらく前に、母は高い棚にある物を取ろうとして、踏み台から落ちたことがありました。体をひどく打ったわけではなく、痛みも徐々に和らいだようなので、そのままにしていましたが、今考えると、それがきっかけだったのかもしれません。

年のわりには活動的な母でしたが、それ以来、横になっていることが増えました。そしてほどなく、ちょっとした事件が起こりました。

母は以前から高血圧と糖尿病の薬を服用しており、自ら決められた時間にきちんと飲んでいました。

ところがある日のこと、夜のぶんの薬がまだそのまま残っているのに気づいた私が、母に飲むように伝えると、対応が明らかにおかしいのです。薬の数を見れば、飲んでいないのは明らかなのに、それをなかなか認めません。

母は「飲んだかどうかわからない」といい、自分が薬を飲んでいないことが納得できず、そのうち「どうして薬を飲まなくちゃいけないの?」と怒って、かたくなに薬を飲もうとしないのです。

こんなことは初めてです。それまでも飲み忘れることは何度かありましたが、注意すると「あっ、いけない」と、素直に飲んでいました。

妙なことは翌日も続きました。病院に行く時間が迫っても、**母は「何を着ていけばいいのか、わからない」と困っている様子で、身支度を整えることができませんでした。**これも、以前にはなかったことです。

私はさすがに心配になり、日ごろからお世話になっている東鷲宮病院に行き、1日の検査入院と通院をして、高次脳機能センター長の竹内東太郎先生に診《み》ていただきました。

その結果、検査では脳に異常はないとのこと。また、認知症テストのMMSE（75ページ参照）でも正常値はクリアしているようでした。

ただ、母のおかしな言動については、「脳の血管が詰まる、軽い脳梗塞が起こったものの、血管をふさいでいた血のかたまりである血栓は、流されたのかもしれない」とのこと。どうやら、そのために軽度の認知障害をきたしたようです。

「いずれにせよ、脳の血流が悪くなっていることは間違いないので、予防や症状改善のために、ぜひ実践してください」と、「OK指体操」の内容が記載された書面を、薬とともにくださいました。

退院直後こそ元気があまりなく、あいかわらず寝ていることが多い母でしたが、**どういうわけか、「OK指体操」はたいそう気に入ったよう**でした。

私たち家族が特に促さなくても、自発的に朝・昼・晩と起床後・就寝前の1日5セットをまじめに続けていました。

「『リンゴの唄』は好きだし、この体操をしていると、体がポカポカしてきて気持ちがいいから続けられる」

後日、元気になった母に理由を尋ねると、そういっていました。簡単な体操なのに、血のめぐりがとてもよくなるようです。

「OK指体操」を始めて2カ月もしたころには、状態が日に日によくなってくるのが、はた目にもわかりました。

例の〝薬事件〟のようなことはなくなりましたし、何より、母のもの忘れが本当に減ってきたのです。活動的になって、家事などもできる範囲で手伝ってくれるようになりました。

そんな中、とりわけ**「OK指体操」の効果に驚いたのは、母が「数独《すうどく》」を再びやりはじめたこと**です。

数独は、9×9の正方形の枠内に1～9までの数字を入れていく、一種のパズルのようなものです。母は以前からこの数独が好きで、専門雑誌を購入して毎日楽しんでいました。**しかし、入院したころには、まったく興味を示さなくなっていたのです。**

それが、「ＯＫ指体操」を始めてしばらくしたころには、数独の雑誌をテーブルの上に広げて、ああだ、こうだと、マス目と格闘するようになったではありませんか。さすがに、以前のようにサクサクとはいかないようですが、時間はかかっても1冊やりきっています。

ときどき、「昔はもっと早かったのに！」と悔しがっていますが、それがまた、やる気を生んでいるような感じです。

先日も、一生懸命にやっていましたが、なんと全問正解でした。母は「やさしいレベルだからね」と謙遜していましたが、晴れ晴れとして本当にいい表情をしていました。

今は、**以前の元気な母が戻ってきた**という感じで、私もうれしくてなりません。おかげで、会社にいても、以前のように家の様子を気にすることもなく、仕事に集中できるようになりました。

竹内先生と「ＯＫ指体操」に、心から感謝しています。

竹内先生のコメント

山岸さんには、脳の血流低下による軽度の認知障害が生じていました。いろいろとおかしな言動が見られるようになったのも、そのためだと思われます。

ただ、**早めに受診されたのが功を奏しました**。認知症は、たとえ現段階では症状が軽くても、放置していると進行する可能性があります。**初期の段階では、「ＯＫ指体操」は特に効果的です**。血流の循環が改善したことで、山岸さんの症状も回復されたようで喜ばしいかぎりです。

もう一つ特筆すべきは、**意欲が向上した**点です。数独への再チャレンジなどは、そのよい例で、これからもぜひ続けてください。

何かに集中したり、考えたり、挑戦したりすることは、脳の活性にとても役立ちます。

喜びの声③

水頭症による義母の認知症が、みるみる回復

北沢弘子《きたざわひろこ》さん（仮名）50歳　主婦

老人ホームにお世話になっている85歳の義母に、認知症らしき症状が見られるようになったのは、去年の夏ごろからです。

施設は車で数十分の距離なので、ときどき様子を見に行きますが、話す内容に脈絡がないと感じることが多くなってきました。

それ以上におかしいなと思ったのは、歩き方です。歩幅がかなり狭く、不安定なちょこちょこ歩きで、見るからに危なっかしい感じです。スタッフさんの話では、何度か転んだこともあるようでした。

秋になってから東鷲宮病院で診てもらいましたが、特にこれといった原因は見つからず、その間にも症状は悪くなるばかりでした。

そんなとき、たまたま同病院に転勤されてきた竹内東太郎先生に診ていただく機会があったのです。

詳細なテストや画像検査の結果、母は特発性正常圧水頭症（36、178ページ参照）の疑いが濃厚とわかり、シャント手術（197ページ参照）を勧められました。

初めて耳にする病名でしたが、脳脊髄液の循環が停滞して脳の血流が悪くなった結果、歩行障害や記憶障害が出てくるものの、手術で回復する可能性が高いとのこと。

私も夫も、手術と聞いて不安が先立ちました。頭を開くのか……と。

でも、シャント手術は、そんなイメージとはかけ離れたものであることが、竹内先生の丁寧な説明で納得できました。

手術は、背中に小さな穴を開けて細いチューブを通すことで、滞《とどこお》っている脳脊髄液の流れをよくするだけ。**1時間足らずで終わりました。**

驚いたのは、そんな簡単な手術のわりには、改善の効果が目に見えて明

らかで、しかも早く表れてきたことです。

まず、歩き方がしっかりしてきました。術後間もなく開始されたリハビリの様子を見ても、術前とは別人のように違います。歩行器を使ってですが、歩けるようになりました。

以前は、施設内でも車椅子でしたから、2週間後の退院時に迎えてくれた**施設のスタッフさんたちも目を丸くしていました。**

退院するころには、**会話も普通にキャッチボールできるように**なっていました。**以前の、話したことも忘れて、会話がちぐはぐになっていたころを思えば、雲泥《うんでい》の差**です。

施設では、竹内先生から教わった「OK指体操」を、義母がほかの入所者たちにも勧めて一緒にやっているようです。引っ込み思案の義母ですが、皆さんと楽しく続けているようで、これも症状の回復をあと押ししていると思います。

この劇的ともいえる回復を私以上に喜んでいるのは、母親思いの夫です。

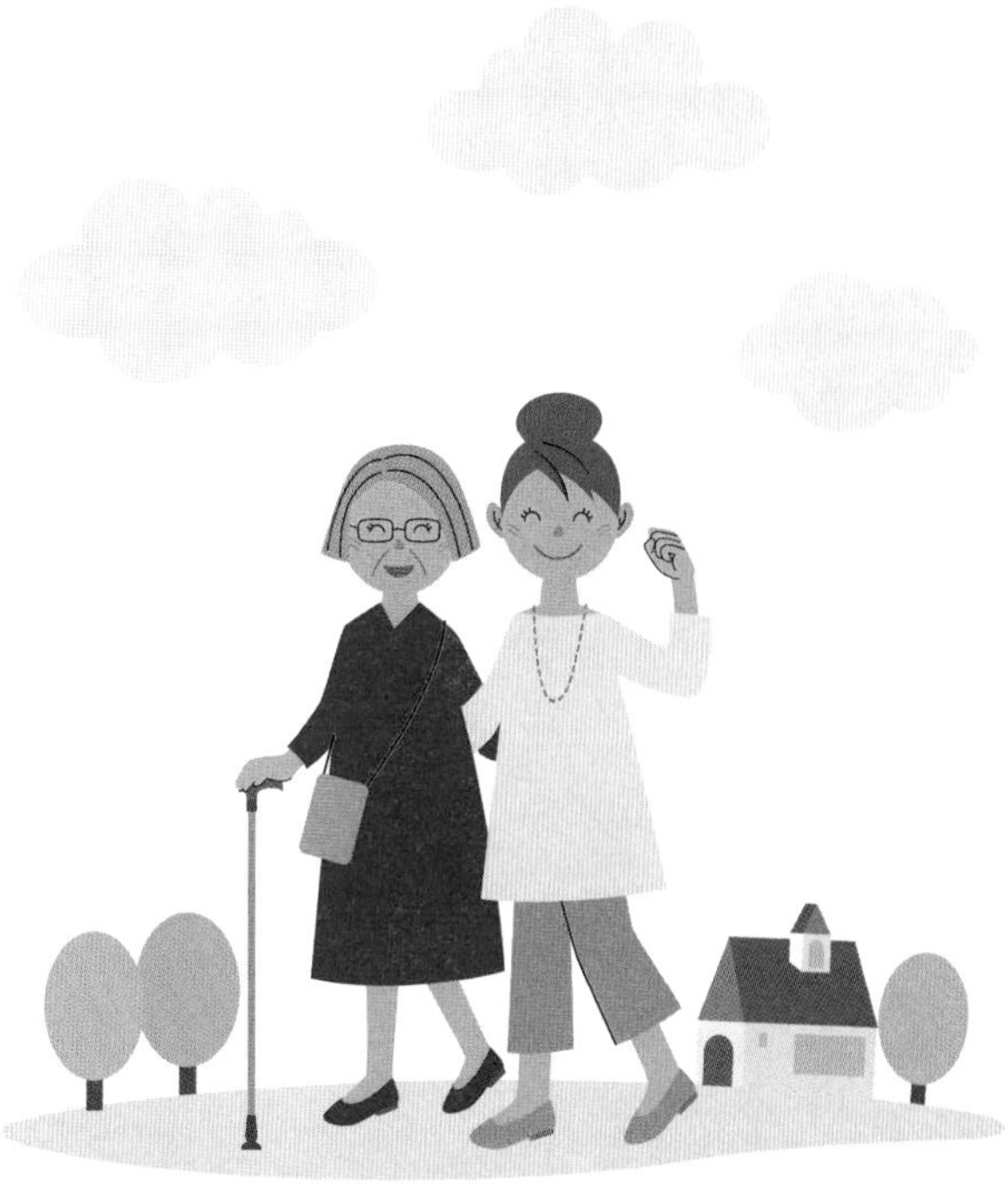

今でもときどき、「こんなにも変わるものか」とうれしそうに顔をほころばせます。もし、あのとき竹内先生に出会うことがなかったら、老衰としてあきらめていたかもしれません。本当に幸運だったと感謝しています。

竹内先生のコメント

ガニ股のヨチヨチ歩きで転びやすく、ボーッとして元気がない様子など、北沢さんは外見的にも特発性正常圧水頭症の疑いが濃厚でした。検査の結果も同様でしたので、ご家族の了解を得てシャント手術を実施しました。結果は予想どおり、大変良好でした。この病気による認知障害は、ほとんどが手術で大きく改善します。

ただ、北沢さんはご高齢でもあり、脳の血流低下もあると考えられるので、その意味では「ＯＫ指体操」も回復の助けになっていると思います。「ＯＫ指体操」は毎日続けることが重要です。北沢さんのように、**お仲間たちとワイワイ楽しく行なえば刺激もあり、とてもよい**と思います。

喜びの声④

母が悩んだ頭のモヤモヤや記憶低下が解消

折田《おりた》博信《ひろのぶ》さん（仮名）63歳　会社員

実家でひとり暮らしをする89歳の母が、脳梗塞で倒れて救急車で運ばれたという連絡を受けたのは、去年の2月でした。

東鷲宮病院に急いで駆けつけると、母の意識は思ったよりもはっきりしており、とりあえずホッとしました。

そして、自分が倒れたときの様子も、ある程度は覚えているというのです。母の話によると、お茶を飲もうと思い立ち、沸かした湯をやかんから急須《きゅうす》に注いでいたとき、**突然に頭の中が真っ白になり、意識がスーッと遠のいていった**ということでした。

そして、いったん意識が少し戻った際に、這《は》うようにして緊急用通報ボタンまで移動。ボタンを押して「折田さんですね」という相手の呼びかけに「はい」と答えたとたん、また意識がなくなったそうです。

自分の母ながら、気丈なものだと感心しました。また、落ちたやかんは母とは反対側に湯が飛び散ったようで、これも幸運でした。

ただ、母の様子をよく見ていると、いつもより会話がぎこちないし、本人も**「頭を少し動かすだけでクラクラしたり、目の前が真っ白になったりする。なんだか考える気力も出ない」**といいます。

今後、こうした症状が進まないかどうか、不安はありました。

そこで、「後々のこともあるので、念のために入院して、しっかり処置をしておいたほうがいいでしょう」という竹内東太郎先生の助言に従い、しばらく入院することにしました。

当座は大丈夫そうに見えても、脳の血流悪化の影響があとで出てくることもあるそうです。

退院後は、母は竹内先生からいただいた「ＯＫ指体操」のＤＶＤを見ながら、まめに手足の指の体操を実践しています。

「歌が好きだし、体操をしていると体が軽くなる」といいます。一度で物足りないときは、もう一度くり返すこともあるようです。

そのおかげでしょうか。2～3カ月したころには、話している途中で、その直前に話した内容を忘れるといった退院後もしばらく続いていた症状がなくなりました。

本人自身も「最近は頭のモヤモヤが晴れて、少しずつ回復してきた感じがする」と喜んでいます。

さらには、**考える気力も少しずつ戻ってきた**ようで、その日にデイサービスであった出来事を、あれやこれやと楽しそうに私に話してくれます。これも、しばらく前にはなかったことです。

竹内先生からは「年齢的にも、まず現状を維持することが大切ですよ」といわれていますが、今のところ、その課題はクリアしているようです。息子として、うれしくてたまりません。

竹内先生のコメント

脳梗塞が起こったあとは、たとえ軽度の梗塞であっても、しばらく入院して様子を見ることが重要です。

のちに認知障害などのさまざまな症状が出てくることもあり、特発性正常圧水頭症の早期発見につながることもあります。

折田さんは特に大きな問題はなかったものの、やはり脳の血流障害による認知機能の低下が懸念されました。

幸い、頭がスッキリしたり、意欲が高まったりしてきたのも、「ＯＫ指体操」によって脳の血流が回復してきた証しだと思われます。

これからも、「ＯＫ指体操」を続けると同時に、**友人との交流などを通じて、外からの刺激を積極的に受けるように**しましょう。

喜びの声⑤

妻の認知機能が回復して、私の頭もスッキリ絶好調

船戸《ふなと》史郎《しろう》さん（仮名）84歳　無職

78歳の家内は、2013年に軽度の脳梗塞を発症しました。幸いにも症状はたいしたことがなく、これといった後遺症もありませんでした。

ただ、体は元気で問題がないようなのですが、それ以来、もの忘れが目立ち、ボーッとすることが多くなりました。また、ときどきおかしな言動をすることも気になってきました。

そして2017年2月、通院していた東鷲宮病院の担当医が竹内東太郎先生に替わったのを機に、改めて調べていただいたところ、次のようにいわれました。

「以前に起こした軽い脳梗塞で脳の血のめぐりが悪くなっていることに加

え、老化などいくつかの原因で脳神経の機能が衰えてきています。ボーッとしたり、もの忘れが多くなってきたりしたのも、そのためでしょう」

竹内先生の話では、**「日ごろから脳の血流を高めて、認知症の予防や症状の進行を抑えるのが大切」**とのこと。

その方法の一つとして、竹内先生が考案された「ＯＫ指体操」のＤＶＤをいただきました。

最初のうちは、家内もけっこう熱心にやっており、そのおかげか、気になっていた症状も進むことなく、**むしろよくなってきた**ところもあります。

今振り返ってみると、**半年くらいしたころには炊事や掃除、洗濯といった家事も、以前よりきちんとやってくれるようになっていました**。その意味では、ほとんど普通の生活に戻ってきた感じです。

ただ、ときどき、みそ汁をつくり忘れたり、浴槽の掃除をしないまま湯を沸かしたりしますが、それも許容範囲のうち。そんな場合には、私が代わりにやるようにしています。

また、これは「ＯＫ指体操」の開始後、**かなり早く出てきた変化ですが、家内の表情が以前より豊かで、喜怒哀楽もはっきりしてきた**ように思います。**ボーッとしていることも、いつの間にかなくなりました。**

家内は週に何度かは友人を招いて、お茶を飲み、お菓子をつまみながら、何時間もしゃべったり笑い合ったりしています。

ただ一つ残念なのは、症状の回復に反比例するように、「ＯＫ指体操」を行なう頻度が減ったこと。私が「やったら？」と水を向けても、なかなかその気になりません。

今後のためにも習慣にすべきだと思うのですが、こればかりは本人がやる気にならないとダメなので、それ以上はいいません。

その代わり、最近は私が毎日、「ＯＫ指体操」をやるようになりました。家内のやる気を誘うきっかけになればと思って始めたのですが、今では、私のほうがすっかり気に入っています。

というのも、「ＯＫ指体操」をやっていると、確かに脳の状態がよくなってくる実感があるのです。

私の場合、特に病気というわけではありませんが、何しろ当年84歳。そのせいか、朝起きたときなどは頭の中がうすぼんやりして、日中まではっきりしないことが多くなっていました。

でも、ここ最近は寝起きからスッキリし、以前のようにものごとを考えることが面倒ではなくなりました。

なんだか脳が若返ってきた感じで、気持ちまではずんできます。

この調子で私が楽しくやっていれば、そのうち家内も一緒にやりだすかもしれません。そうなれば、まさに一石二鳥です。

「ＯＫ指体操」の助けも借りながら、できるだけ周りにお世話をかけないよう、夫婦ともに仲よく元気に長生きしたいものです。

竹内先生のコメント

船戸さんの奥様の認知機能の低下の原因は、以前に発症された脳梗塞に

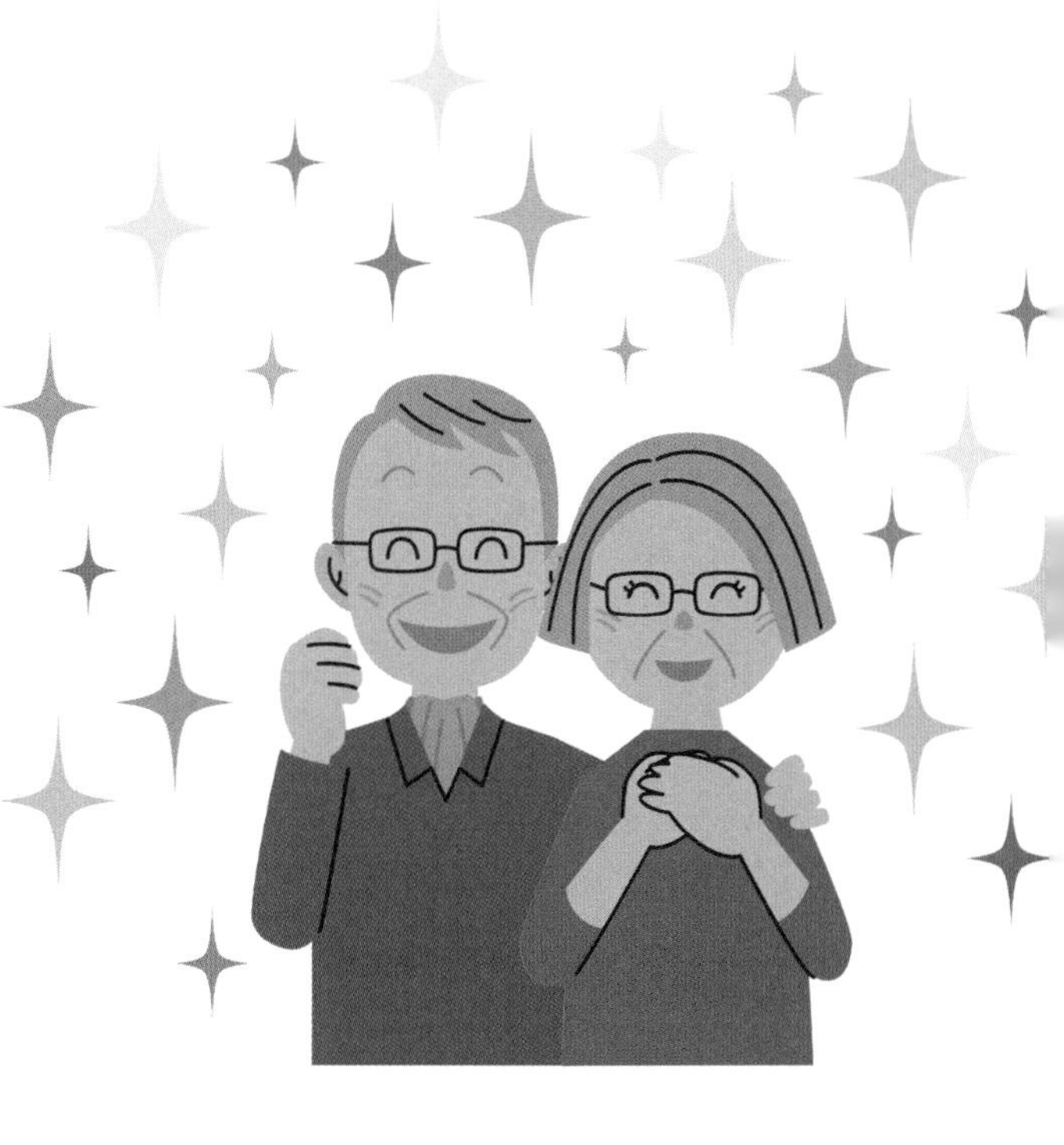

よる脳血管性と、老化などが原因による脳変性性との混合タイプだったと考えられます。

当初は「ＯＫ指体操」を熱心に行ない調子もよかったようですが、それで安心してはいけません。よい見本がご主人です。たしかに、付き添いで初めて来られたときは、ご主人も口数が少なかったように思います。

それが、奥様を励ますために自分も始めた「ＯＫ指体操」の効果でしょう。近ごろは**活力が出てきて、積極的な話しぶり**にも**頭の回転がよくなったこと**がうかがえます。

「ＯＫ指体操」はご家族にもお勧めです。ご夫婦で仲よく続けてください。

5章

認知症を遠ざける 得《まるトク》生活習慣16

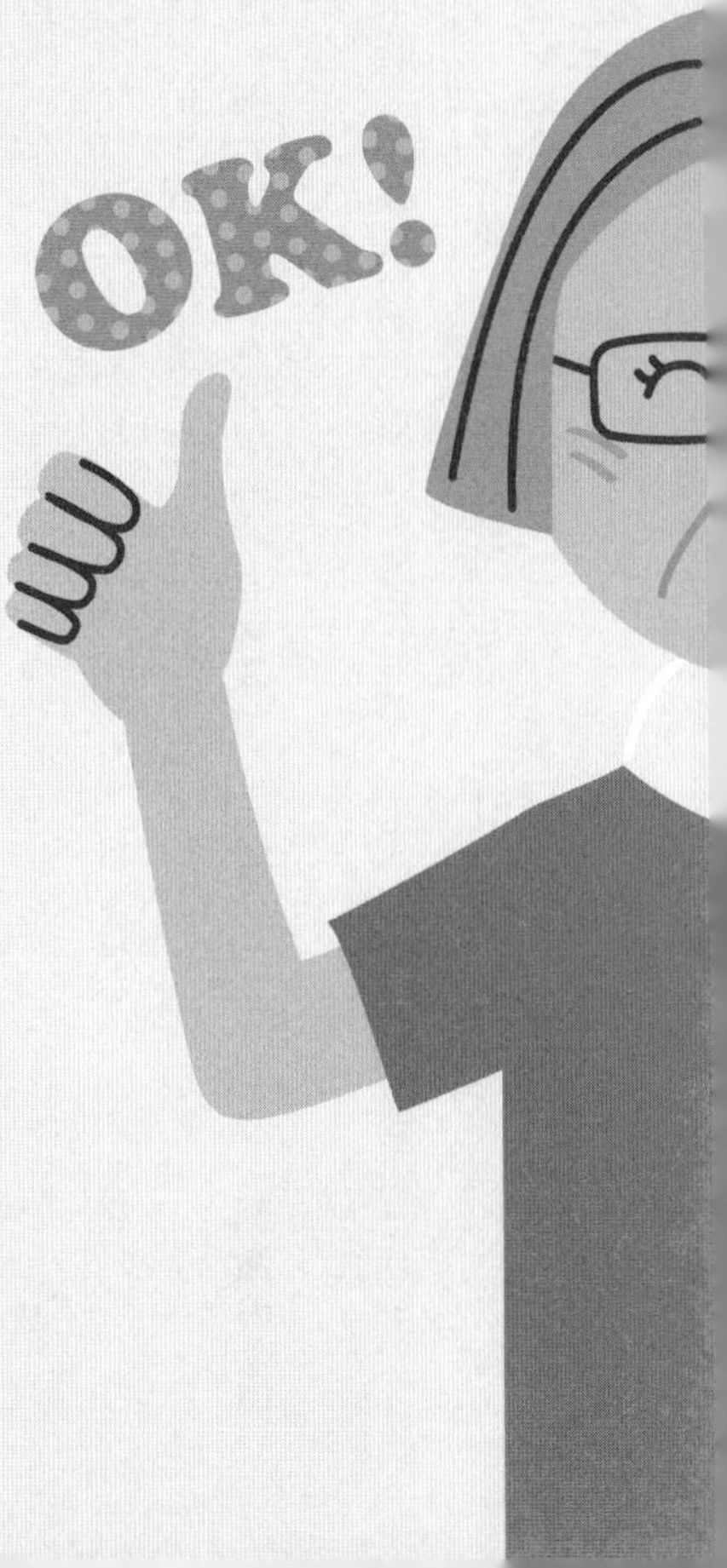

「ストレス」「疲れ」「刺激なし」が三大リスク

認知症を防いだり、進行を抑えたり、回復をさせたりするためには、**普段の生活のあり方**も非常に大切です。

認知症の原因は脳の神経細胞の劣化・退化ですが、それは日常生活のあり方、ライフスタイルからくるといってても過言ではないからです。

では、何が脳の健康を害するリスクになるのでしょうか。

私は、その最たるものが**「ストレス」**や**「疲れ」**、そして**「刺激のない毎日」**と考えています。

ストレスや疲れは脳の血流を悪くします。また、適度な緊張とリラックスで自律神経（自分の意思とは無関係に、体温や内臓の動きなど、生きるために必要な生理的機能を調整している神経）のバランスを取ることも、脳の健康には大切です。

ストレスや疲れから脳を守り、さらに適度な刺激で脳を活性化させる。こうしたことを意識しながら生活するのが、認知症を撃退する大きな力になるのです。

毎日ちょっとの刺激で大きな差がつく得《まるトク》生活習慣16

そこで本章では、**私の臨床経験からまとめた、認知症を遠ざける、とってもお得な16の生活習慣**をご紹介します。今日から、ぜひ始めましょう。

得《まるトク》1「ポジティブに考える」——前向き思考で脳も心も爽快に

これは普段から、ものごとを常にポジティブで前向きに考えるよう意識しましょう、ということです。ポジティブに考えるように練習をしていると、やがて日常生活でも、自然とポジティブな思考が身についていきます。

たとえば、何かのトラブルに巻き込まれたとしましょう。そんなときにどう考えるか？

「ついてない」「どうして自分ばかり……」などとクヨクヨと落ち込むか。それとも、「起こったことは仕方がない、これからどうしたらいいかを考えよう」「ピンチはチャンスだ」「今後、気をつければ、もっとよくなる」「この程度ですんでよかった！」と前向きに考えるか。

どうとらえるかは、その人の自由です。他人が立ち入ることはできません。それなら、前向きに考えなくては損というものです。

このように**常にポジティブ思考であることが、脳にとっても非常に大切**なのです。

それは脳波にも端的に現れます。脳波とは、脳の神経細胞から出る微弱な電流のこと。いわば振動で、細胞の生命活動の証しでもあります。

脳波は脳の状態によって周波数が異なり、波形を見ることで緊張やリラックス、あるいは機能の状態を知ることができます。

人間の脳波は、波長によってアルファ波、ベータ波、シータ波、ガンマ波、デルタ波の5種類に大別され、このうち記憶や学習に最適な状態なのは、シータ波が出ているときとされています。

そして、気持ちがポジティブなときこそ、このシータ波がたくさん出ています。つまり、認知症対策にも有効な状態と考えられるわけです。

得《まるトク》2 「集中する」――楽しめる趣味の持ち方、見つけ方

脳の健康を保つには、集中力が発揮できたり、リラックスできたりする趣味を持つことは、とても重要です。

現在、体力があり、また現役で働いているような人は、気持ちがリラッ

クスして、自然に気分転換ができる趣味を見つけましょう。

たとえば、普段ストレスや疲れを感じることの多い中高年の場合は、絵画、音楽、スポーツ、園芸、日曜大工、カメラ、映画鑑賞、囲碁・将棋・麻雀など、くつろぎの時間になるような楽しみを、積極的に生活に取り入れましょう。

一方、現役を退いて悠々自適《ゆうゆうじてき》なのに、特に趣味がなく、同じような毎日をくり返している人は、脳への刺激が少なく、認知症のリスクが高い状態といえます。

こういう人にいいのは、**新しいことに挑戦すること**です。**現役時代に、時間の余裕ができたらやってみたいと思っていたことはありませんか。**

たとえば、市民大学や老人大学に入って、外国語や歴史、物理など、なんでもいいので興味を持っているテーマを勉強してみるのもいいでしょう。俳句や和歌、書道、陶芸、社交ダンスなどに新たに挑戦するのも刺激的なことです。68歳にして、生まれて初めて書道を始めた男性が、励みに励んで個展を開くまでになった例もあります。

長らく仕事一筋で来た人が、「趣味を持て」と急にいわれても困るかもしれません。そんな場合は、地域の老人クラブや交流会など、同世代が集まる場に積極的に参加してみることです。

自分と同じような〝元仕事人間〟もいるでしょうし、いろいろな趣味を持っている人もいるでしょう。**そうした人たちと交わること自体が、いい刺激になりますし、その中で自分にもできそうな楽しみが一つや二つは見つかるものです。**

ちなみに、私は患者さんに趣味をお聞きし、その内容に合わせた〝宿題〟を出すことがあります。

たとえば、絵画が趣味の患者さんには、「次回の受診の際、何でもいいから絵を1枚描いて持ってきてください」と伝えます。すると、ご自分の好きなことなので、喜んで私に見せながら、経緯などを説明してくれるのです。皆さん、そのときの表情はとても生き生きしています。

＼まるトク／得 3 「脳の若返り効果絶大の趣味」――書く、描く、歌う、飼う

私が特にお勧めしたい趣味やチャレンジとして次の四つがあります。

それが、**「書く、描く、歌う、飼う」**です。

「書く」は、見たことや聞いたことをメモします。これが記憶力の格好のトレーニングになります。

たとえば、新聞を読んだら、興味を持ったり印象に残ったりした記事のタイトルを書いて壁などに貼っておきます。そしてあとでそれを見て、記事の内容を思いだしていくのです。テレビを観たときも、同じことができます。ただし、テレビは興味のある番組を選んで、時間をおいて観るようにしましょう。だらだらと観続けるのは、脳によくありません。

「描く」は、絵を描くことですが、「絵画」は、見るのも描くのもいいこ

とです。中でも特筆すべきは、視覚から入ってくる色の影響です。カラーセラピーという色彩心理学の分野があるように、赤は強い活力が湧く、ピンクは心がリラックスする、青は気持ちが落ち着いて集中する、といった作用があるといわれています。

「歌う」こともお勧めしたい趣味です。「カラオケ」が好きなお年寄りは多いですね。モニター画面の歌詞を目で追いながら歌えば、多角的に脳を刺激することになります。新しい歌を覚えようとする姿勢も、いいことです。

「私は歌が下手だから」という人でも、楽しんでいるうちに「うまくなろう」という意欲が湧いてきます。これも大切なことです。教室に通ったり、親しい仲間とサークルをつくったりして、どんどん歌いましょう。

「飼う」は、ペットを飼うことです。動物と親しく交わることは、ストレスの解消や癒やしにとても効果があります。

犬や猫など、自分の好きなペットと過ごしているときは、静かに読書をしているときと同じように、穏やかな精神状態にあるといわれています。

実際に、「犬や猫と暮らすと血圧が下がる」といった研究報告も、世界各国で数多く見られます。

まるトク！得 4

「仮眠する」——たった5分のウトウトがもたらす長寿と健康

昼間でも、がまんできないほどの眠気に襲われる——それは脳が疲れているせいです。うっかりすると目をとじてしまうようなら、マイクロスリープと呼ばれる症状が起きています。睡眠不足や精神疲労などが原因で、数秒から数十秒の短い間、突然、睡眠状態に陥ることを指します。

特に、年を取ってくると、眠りのサイクルが早寝早起きになって、**昼間**

に脳が疲れやすくなりがちです。

そんなときには、5分ほど仮眠を取ることです。

眠れなくても、目をつぶってウトウトする。それだけで脳がクリアになり、再び活動モードに入ることができます。

特に、運転中の眠気は非常に危険ですので、駐停車できる路肩に車を寄せるなどして仮眠を取りましょう。**ただし、横になってはいけません。そのまま熟睡してしまうおそれがあるからです。椅子に座り、明るいところで5分ほどウトウトするのがいい**のです。

得《まるトク》 5 「脳に悪い姿勢をやめる」——脚を組むのと、もう一つは…

椅子に座ると脚を組んだり、頬杖《ほおづえ》をついたりする人をよく見かけますが、この癖は脳に負担をかける動作です。ひざの裏や頬といった、**たった1カ**

所であっても、血液循環の悪化が長く続く状態を、何度もくり返すうちに脳の循環にまで悪影響を及ぼすからです。

頬杖をつく姿勢をくり返していると、首や背中などの筋肉が緊張して凝《こ》り、血流が悪くなっていきます。

脚を組む動作がよくない理由には、もう少し説明が必要でしょう。

心臓から出た血液は足先まで回り、ふくらはぎの静脈を上って、再び心臓まで戻ります。

このとき、なぜ、足先から心臓まで血液が重力に逆らって上に流れるのでしょうか。

それは、心臓は血液を押し出すポンプですが、ふくらはぎにも同様のポンプ機能があるからです。

ふくらはぎの静脈の血管壁には、血液の逆流を防ぐ弁があります。筋肉が収縮すると弁が開き、血液は押し上げられます。次に筋肉が弛緩《しかん》したときには弁が閉じ、血液が下がるのを防ぎます。

こうして筋肉の収縮と弛緩をくり返すことで、血液は上方に流れていくのです。この筋肉の作用を、牛のミルクをしぼる動きと似ていることから、ミルキング・アクションといいます。

脚を組むと筋肉が圧迫され、このミルキング・アクションが円滑にできなくなります。これが、脳の血流低下にもつながるというわけです。

得《まるトク》6 「噛《か》む」――噛むほどに脳が刺激されてピカピカに

ものを食べるときには、できるだけ多い回数で、しっかり噛みましょう。**よく噛むことは消化や吸収を助けるほか、脳の活性にも役立つからです。**

ものを噛みながら、手の指先をこめかみ付近に当ててみましょう。筋肉がピクピクと動いているのがわかると思います。これは側頭筋《そくとうきん》といって、噛むときに使う筋肉です。

筋肉が動くときは血流がアップしますから、噛めば噛むほど、頭の回りの血流が増えることになります。

ここで大事なのは、それが表面だけの血流にとどまらないことです。実は「頭の周りに行く血管」と「脳に行く血管」は、同じ血管から枝分かれしています。

ということは、噛むことは脳への血のめぐりも増やし、そのぶんだけ神経細胞の働きを活性化させることになるのです。

実際に、スペクトという血流測定器で観察すると、噛む前と噛んだあとでは、後者のほうが断然、脳の血流が増えていることがわかります。

ただでさえ、年を取ると歯が弱くなって、よく噛まなくなりがちです。これは、脳の認知機能に悪い影響を与えることにつながります。

たとえば、アルツハイマー病（31ページ参照）の患者さんには歯がない人の多いことが、最近の研究で明らかになっています。

その因果関係はまだ明らかではありませんが、噛むことと無関係ではないと思われます。

こうして見ると、日ごろから「よく噛む」習慣をつけることは、脳の健康にとって重要です。**ひと口につき30回以上を目安にしましょう。**

また、年を取ると、口当たりのよい軟らかい食べ物を好みがちですが、できるだけ硬いものも食べてください。硬いものを食べると、噛む筋肉の運動量が増え、脳への刺激がより増えるからです。

得《まるトク》 7 「笑う」——笑う門《かど》には健康来《きた》る

喜色満面とは、喜びやうれしさを顔いっぱいに表すことです。そんなふうに、どんどん笑いましょう。「笑う門には**福**来る」といいますが、「笑う門には**健康**来る」でもあるのです。

怒るとストレスが強く加わり、血管が急に緊張して縮みます。要は血圧が上がります。そのため、血流が悪くなり、高血圧や、血管が硬くなる動脈硬化が進んでいる人は、脳梗塞や脳出血を起こすこともあります。

一方、笑うとリラックスして血管が広がるので、血流もよくなります。血圧が下がります。

世界各国で「笑いと健康」に関する研究が進んでおり、多くの成果が報告されていますが、日本でも研究は盛んです。認知機能に関しても、非常に興味深い研究報告があります。

協力者たちに、お笑い番組を観せ、笑う前と笑ったあとに、集中力、注意分配能力、知的柔軟性などの記憶力に関するテストを実施し、成績を比較・検証した実験です。

その結果、いずれの項目でも、笑ったあと、それも大笑いしたあとのほうが高い点数が出たといいます。

ただし、おもしろくも楽しくもないのに無理やり笑っても、あまり意味はありません。この実験にもあったように、心の底から大笑いすることが、脳の健康には有効だと思われます。

その意味でも、認知症の患者さんには、ご家族が自然に笑いを誘うような雰囲気づくりをされたらいいと思います。

得《まるトク》8 「禁煙する」——わかっちゃいるけどやめられない。ならば何本までならいい？

喫煙には、さまざまな健康リスクがありますが、中でもはっきりしているのが血管・血流への悪影響です。タバコに含まれているニコチンを吸い込むと、血管が緊張して縮み、血流が悪くなります。

もちろん、ほどなく血流は回復するわけですが、**長年くり返し続けていると、血管の弾力性は徐々に失なわれていき、血流の低下も慢性化**します。

当然、脳の血流にも影響が及びます。

ただ私は、「だからタバコはやめなさい」と、厳しくはいいません。なぜなら、タバコが唯一の楽しみという人もいるからです。

そういう人に無理やりタバコをやめさせれば、逆にストレスになってしまう可能性があります。そんな場合、私は次のような折衷案を提案しています。

「きっぱりとやめるのが理想ですが、それが難しいなら、せめて1日10本までにしましょう」

喫煙が体によくないのは明確ですが、それと人の生きざま、価値観は別です。受動喫煙などで他人に迷惑さえかけなければ、患者さんの嗜好《しこう》や自由を一方的に奪うことはできません。

特に、認知症の患者さんに接するときは、こうした相手の気持ちを尊重する心配りも大切だと、私は肝《きも》に銘《めい》じています。

得《まるトク》 9 「水分をとる」——ピチピチの肌がよみがえるかも?!

体の水分が不足する脱水状態も、健康、とりわけ血液循環には大敵です。体の60〜80％は水分でできています。体内が適度な水分で満たされていないと、血液中の水分が不足して血液濃度が濃くなってきても、これを補うことができません。

すると、ドロドロになった血液が血管を痛めたり、血のかたまりである血栓をつくったりするようになります。この血栓こそが、血管をふさいでしまう脳梗塞を起こす元凶です。

また、水に含まれるカルシウムやマグネシウムなどのミネラルは、血液や血管、骨をつくるのに欠かせませんし、体のさまざまな代謝にも必要な成分です。

日ごろから水分を十分に補給し、血液をサラサラな状態に保ちたいものです。通常の室温でも、私たちの体からは自覚のない発汗（不感蒸泄《ふかんじょうせつ》）で、一日約９００㎖の水分が抜けていきます。

これに、暑さや運動などで出る通常の汗（有感蒸泄）を加えるとどうなるでしょうか。人によって、あるいは日によって差がありますが、少なくとも一日１５００㎖以上にはなると考えられます。

ほうっておけば、体はそれだけ脱水状態になるわけですから、**一日に少なくとも１５００㎖の水分を外から補給することが必要**になります。この量を一度にまとめて摂取するのは難しいので、１００～２００㎖ずつ、こまめに飲むようにしましょう。

水分は、できれば水道水ではなく、ミネラルウォーターや緑茶、麦茶、ウーロン茶などからとると、より健康増進には効果的です。

塩化ナトリウムなどの電解質を含むスポーツドリンクは、悪くはありませんが糖分やカロリーが高いのが難点です。飲みすぎは避けましょう。

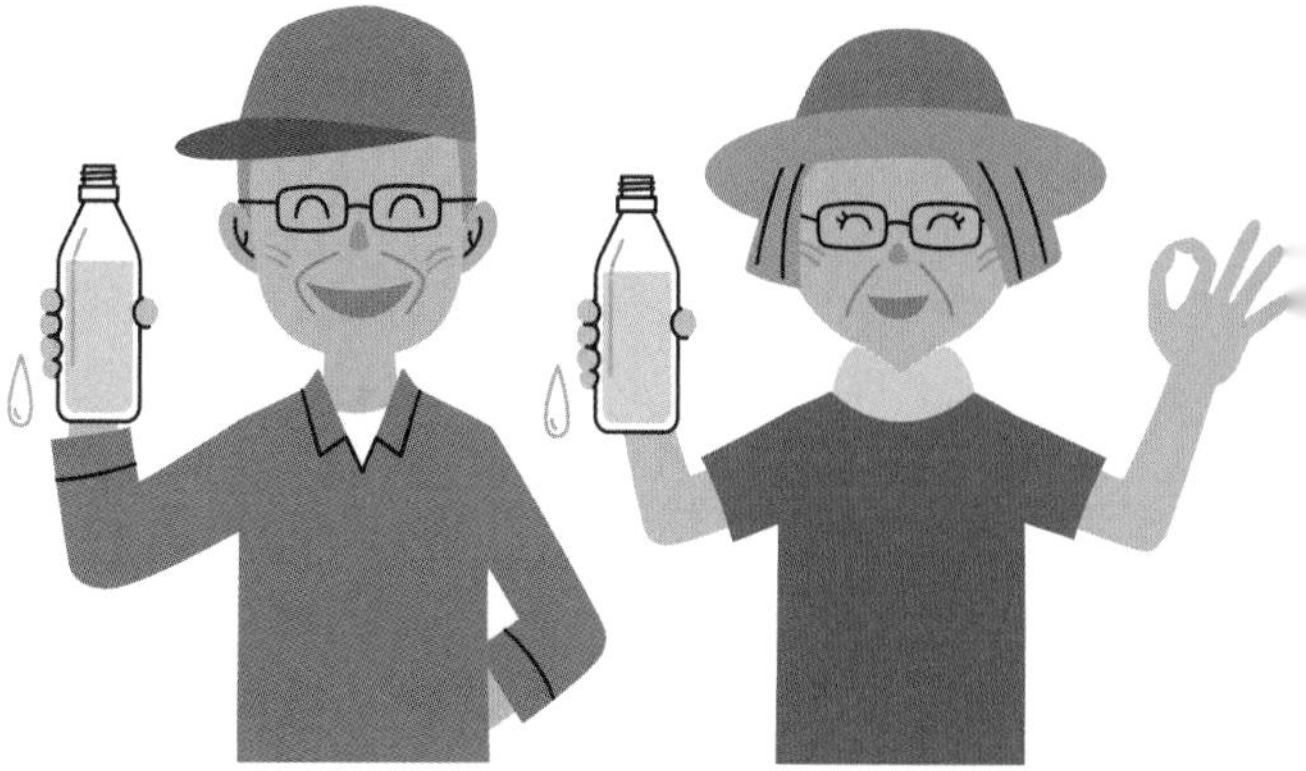

外出時はミネラルウォーターや緑茶を持ち歩こう！

＼まるトク／
得
10

「血管のケアをする」――しなやかな血管で、脳梗塞にサヨナラ

くり返し述べてきたように、認知機能の改善には、血のめぐりをよくすることで神経細胞の活性を、再び高めることが重要です。

血流が悪くなる最大の原因は、脳の動脈硬化です。これは、動脈血管の壁に脂肪が付着して蓄積し、そのために壁が硬くなった状態をいいます。

家庭で使うホースも、使い込んで弾力性がなくなり硬くなると、水の勢いが弱くなったり、ひびが入って水が漏れたりするでしょう。

それと同じように、脳の動脈硬化になると血のめぐりが悪くなり、それが脳梗塞を招いて認知症の原因の一つとなるのです。

40歳を過ぎたころから、誰でも血管壁に脂肪はたまっていきます。日ごろから血管を若々しく保ち、血液がサラサラ流れるような生活習慣を心がけてください。

そのためにすべきことはいろいろありますが、特に大事なのは食生活です。食材の選択に気をつかうことで、血管の衰え具合はずいぶん違ってきます。

たとえば、**肉の場合は、できるだけ脂肪分の少ない部位**を選ぶことです。

また、**魚ならイワシやサバ、サンマなどの背の青い魚**をメインにしましょう。こうした魚には、ＤＨＡ（ドコサヘキサエン酸）やＥＰＡ（エイコサペンタエン酸）という血液が凝固するのを抑える不飽和脂肪酸が多く含まれており、血液をサラサラにして動脈硬化を防ぐ効果があるからです。

油は、ごま油や米油などの植物性脂肪が、血管壁にたまりにくいのでお勧めです。

野菜では、ホウレンソウ、ニンジン、カボチャなどの緑黄色野菜には血液凝固を抑制する成分が含まれているので、積極的に食べましょう。

一方、控えめにしたい食品の代表がマヨネーズです。栄養価は非常に高いものの、それがかえって血流にはよくないのです。

脂質や塩分が多いこと、LDL（悪玉）コレステロールを増やすトランス脂肪酸を含むものが多いことなどから、とりすぎると血管が硬くなり、血液がドロドロになって、動脈硬化や糖尿病のリスクが高くなります。

＼まるトク！／得 11 「食事のポイントをふまえる」——順番、塩分、糖分、脂肪分…

食生活では、毎日の食事の献立にも気を配りたいものです。ポイント（1）は、**副菜として必ず野菜と果物をつけること。そして、ごはんや主菜の前に副菜を食べるようにすること**です。

最近は、先にベジタブル（野菜）を食べるという意味の「サキベジ」という言葉もあるようですが、これにはさまざまなメリットがあります。

第1に、満腹感を早めに覚えるので、食事量が減って肥満防止に結びつきます。

第2に、先に野菜や果物が胃腸に入ると、あとから入ってくる糖質や脂質の吸収速度が遅くなるので、食後血糖値の上昇がゆるやかになります。

このように、少し食べる順番を変えるだけでも、健康を守れるのです。


ポイント（2）は、塩分は1日10〜15gを目安にすること。みそ汁や煮物なども薄味になるので、当初は物足りないでしょうが、すぐに慣れます。習慣化してくれば、逆に濃い味が苦手になるケースも大いにあります。

また、ラーメンにも注意です。特に問題はスープで、塩分が非常に高いので血圧によくありません。患者さんにも**「ラーメンを食べるのはいいけれど、スープは残しましょう」**とアドバイスしています。

ポイント（3）は、甘いものや脂《あぶら》っこいものは、やめる必要はありませんが、これまでの6〜8割くらいに控えましょう。

そして**ポイント（4）は、間食を少なくし、寝る前には何も食べないこと。**私の経験では、これも慣れてくれば平気になります。

まるトク!得12

「レバーを食べる」——ニラレバは脳が喜ぶ栄養たっぷり

脳の神経細胞を動かすのは、酸素とブドウ糖だとお話ししました。この二つが断たれると、脳は死にます。

早い話が、酸素が4分間断たれると脳死になりますし、低血糖（血液中のブドウ糖の濃度が40㎎／dℓ以下）が10分間続いても脳死になります。

神経細胞内では、血液が運んできた酸素とブドウ糖でＴＣＡ回路というエネルギー生産工場がぐるぐる回り、自らの活動エネルギーをつくりだします。

この過程で神経伝達物質など、神経細胞の活動に必要な多くの成分も合成されますが、できないものもいくつかあります。

その一つが、コリンという物質です。

コリンは記憶力や集中力に関与する神経伝達物質で、同じく神経伝達物質の代表格であるアセチルコリンの主材料になる重要な栄養素です。

アルツハイマー病の原因の一つは、コリンやアセチルコリンの減少ともいわれています。

コリンを摂取させたネズミと、摂取させないネズミとでは、前者のほうが迷路に迷わないなど、認知能力が向上するという実験結果もあります。**コリンは体内では合成されないので、食品から摂取するしかありません。**これは認知機能の維持・向上において、とても重要なことです。**コリンを含む食品の代表は、豚や牛のレバーです。**レバーの臭みが苦手な人は多いようですが、水にしばらくつけたり、ニンニクなどの香辛料を使ったレシピにしたりする工夫をすれば、いくらでも美味しく食べられます。そうして**1週間に1度くらいは、レバー料理を食卓に並べたい**ものです。

ただし、大腸菌O《オー》-15《いちご》7《なな》のリスクを避けるため、必ず加熱して食べましょう。

まるトク！得 13 「緑茶を飲む」――老化やがんを防ぐ、最高の一杯

活性酸素は、近年よく話題になっているので、ご存じの方も多いかもしれません。

活性酸素は、体内で酸素を使ってエネルギーがつくられる際に自然に発生します。生きて呼吸をしているかぎり、必ずついて回るものなのです。

活性酸素には強い毒性（酸化作用）があり、細胞の脂質を酸化させて老化や劣化を促進します。

ただし、**その半面、実は免疫機能の一部として、侵入した細菌をやっつけるなど、体を守る働きもあります。**いわば「量が毒となる」の典型で、増えすぎると害になるというわけです。

その弊害は、脳の神経細胞にも及びます。

ですから体はもちろん、脳の健康を守るためにも、活性酸素の増加を抑

えるように心がけることが必要です。

対策としては、**活性酸素を無害化する抗酸化物質を多く含む食品を、積極的に食べること**です。**ニンジンやカボチャ、ブロッコリー、トマト**などの緑黄色野菜には、脂質の酸化を防ぐビタミンC、E、β《ベータ》カロテンが多く含まれています。

また、**緑茶**のカテキンや**赤ワイン**のアントシアニンといった色や苦味の成分であるフラボノイドにも、優れた抗酸化作用があります。

中でも緑茶は、記憶をつかさどる脳の海馬の活性に有効といわれます。

ネズミを使った実験でも、緑茶を多く飲んでいるネズミほど、活性酸素によって酸化された脂質（過酸化脂質）が少ないことも明らかになっています。緑茶の茶葉に含まれているカテキン（ポリフェノールの一種）には抗酸化作用など、細胞の機能低下を防ぐ働きがあるからです。

ちなみに、同じ茶葉でも、紅茶にこの効果はありません。緑茶と違って、紅茶は製造過程で完全発酵させるので、カテキンが残らないのです。

緑茶を飲むと同時に、活性酸素の発生源となるものを避けることも重要です。主な発生源には、紫外線、電磁波、タバコ、水道水、激しいスポーツ、ストレスや疲れなどが挙げられます。

まるトク! 得 14 「薬を飲みすぎない」——効果に疑問があるものも…

認知症の薬は大別して、「神経細胞の活性を高める薬」と「脳の血流をよくする薬」の二つのタイプがあります。

「神経細胞の活性を高める薬」は、主にアルツハイマー病などの脳変性性の認知症が対象で、基本的にはアセチルコリンの取り込みを増やして、TCA回路の働きを活発にしようとするものです。

現在6種類ほどの薬がありますが、いずれも明確に有効性が認められているわけではありません。

最も広く用いられているのはアリセプト（ドネペジル）という薬で、これにしても、実際に効果が出た人、まったく出ない人がまちまちです。**結論をいえば、残念ながら、どの薬も大きな期待はできないというのが現状です。**

「脳の血流をよくする薬」は、血液が固まるのを防いで血のめぐりをよくすることで、神経細胞の活性化を目的とするものです。

主に脳血管性の認知症に用いられますが、こちらは一定の効果が期待できるので、私もよく処方します。

ただ、強い薬から弱い薬まで幾種類もありますが、これも使い方が難しく、弱すぎれば効果が薄れますし、強すぎると血流がサラサラになりすぎて、出血した場合に血が止まらなくなるリスクもあります。

弱い薬には副作用の心配はありませんが、その程度の効果なら、「OK

指体操」に精を出すことでも十分期待できます。

また、ウロウロ歩き回ったり、興奮して怒鳴り散らしたり、不安でイライラして眠れなかったりする患者さんに、「気持ちを安定させる薬」や「睡眠薬」が使われることがよくあります。

しかし、この薬の作用で、さらにこうした症状が激しくなったり、逆にボーッとして寝込みがちになったりすることも少なくありません。

薬というのは、基本的に両刃《もろは》の剣《つるぎ》です。

薬は体にとって、いわば〝異物〟ですから、ある症状をよくする一方で、副作用という影響も出がちなのです。とりわけ、高齢者の場合は薬に対する抵抗力が弱くなっているので、いっそうの注意が必要です。睡眠導入剤など、市販の薬を用いる場合にも、担当医に一度相談するようにしたいものです。

得《まるトク》15 「検査を受ける」――脳画像と、血液の状態をチェック

認知症の対策には、**脳の動脈硬化の状態をチェックし、進行を防ぐことが大切**です。画像に現れた脳の状態を見て、前と変わらないからといって、けっして安心はできません。画像ではチェックできないところで、動脈硬化が進んでいることもあるからです。

動脈硬化のチェックには、脳の検査とともに、内科の血液検査を定期的に受けることをお勧めします。

中性脂肪値やコレステロール値、血糖値、尿酸値など、動脈硬化のリスクになる数値から、動脈硬化の進行状態をチェックできます。動脈硬化は全身に現れますから、それで脳の動脈の状態もつかめるというわけです。

血液検査は、半年から1年に1度のペースで受け続けると安心でしょう。

なお、脳ドックもけっこうですが、こちらは血液検査ほど頻繁に受けな

くてもいいでしょう。「大きな異常はなく、年齢相応ですね」といわれたら、それから3年くらいは必要ないと考えられます。

まるトク得16 「運動する」——毎日「OK指体操」でOKです！

これまでに述べたとおり、脳の血流が増えると、神経細胞への酸素とブドウ糖の供給が増えます。

すると、神経細胞が活性化して情報量が増加します。その処理をするために従来の伝達ルートに加え、別の細胞にも情報を伝えて、新たな伝達ルート（バイパス）をつくりだす。つまり、情報を伝えるルートが増えるため、それだけ情報伝達も早く、スムーズになります。

「OK指体操」のような手足の指の体操は、このしくみをスタートさせる「脳の血流」を高めるのに役立つことは、すでにおわかりいただけたと思います。また、音楽に合わせて行なうことで、耳も使うこととなり、刺激される脳の領域が広がります。

脳によい刺激を送り続けるために、「OK指体操」は毎日の日課にしましょう。ご家族やお仲間など、できるだけ多くの人と一緒にやるようにすれば、飽きずに楽しく続けられます。

ご家族と、ご本人、お互いの気持ちが安らぐ介護のキーワード

ここまでは、認知症を軽快・予防したいご本人に向けた16の得《まるトク》生活習慣をお伝えしてきました。

ただ、認知症の対策を考えるとき、重要な課題になるのは介護です。そこで、ご家族にとって大切なキーワードも紹介しておきます。

それは、**「隠さない」「けなさない」「強制しない」「食事は抜かない」**

「生活環境を無視しない」の五つです。

●隠さない

認知症の身内を他人に見せたくないといって、患者さんと、外の社会との接触を断とうとするご家族がいますが、これでは患者さんご本人への刺激が減ってしまい、認知症の進行を早めるだけです。

「隠さない」とは、いい換えれば、規則的な生活とトレーニングを行なうことです。これは脳に効果的な刺激を与え、症状の進行を抑えて、回復させることにもつながります。

規則的な生活とトレーニングのポイントは、次の４つです。

①一日の生活を簡単にパターン化する
②一日に1、2回は散歩をさせる
③昔の友人・知人にできるだけ会わせる
④本人のやりたいことを、どんどんやらせる

◎けなさない

認知症の症状が進んでも、自尊心、プライドは失われていません。

ですから、非常識な行動をしたからといって、**頭ごなしに怒ってけなせば、本人は傷ついて自信をなくし、やがて何もしなくなっていきます。**散歩もしない、食事もしないということになれば、症状はどんどん進みますし、場合によっては命にかかわる事態にもなりかねません。

声をかけるときには、なるべく簡単な言葉で、相手のペースに合わせて、ゆっくり話すこと。そして、よいところは素直に認め、褒めてあげるようにしましょう。また、「どんな言葉を使ったら通じやすいか」を意識しながら話していると、やがてそのコツがわかってくるものです。

◎強制しない

家族が認知症になると、食べ物や運動など脳によいといわれることを

「させよう、させよう」とがんばる人がいます。

もちろん、本人のためによかれと思ってのことですが、だからといって無理強いするのは、よくありません。勧めるほうも疲れてしまいますよね。

こうした場合は、ご本人が元気だったときに興味を持っていたことを勧め、あとは**自らその気になるのを黙って待つ姿勢**が重要です。

患者さんが好まないことは強制しない——。それが「安心、安定、安住」という、最もご本人のためになる生活環境をつくることになります。

◎食事は抜かない

認知症の患者さんにとって、食事はとても大切です。お年寄りの場合、たとえ1回でも食事を抜くと、たちまち脱水状態に陥りやすくなります。すると、血液の粘性が高まって流れが悪くなり、脳の血流も低下し、認知症の症状の進行を早めるおそれがあるのです。

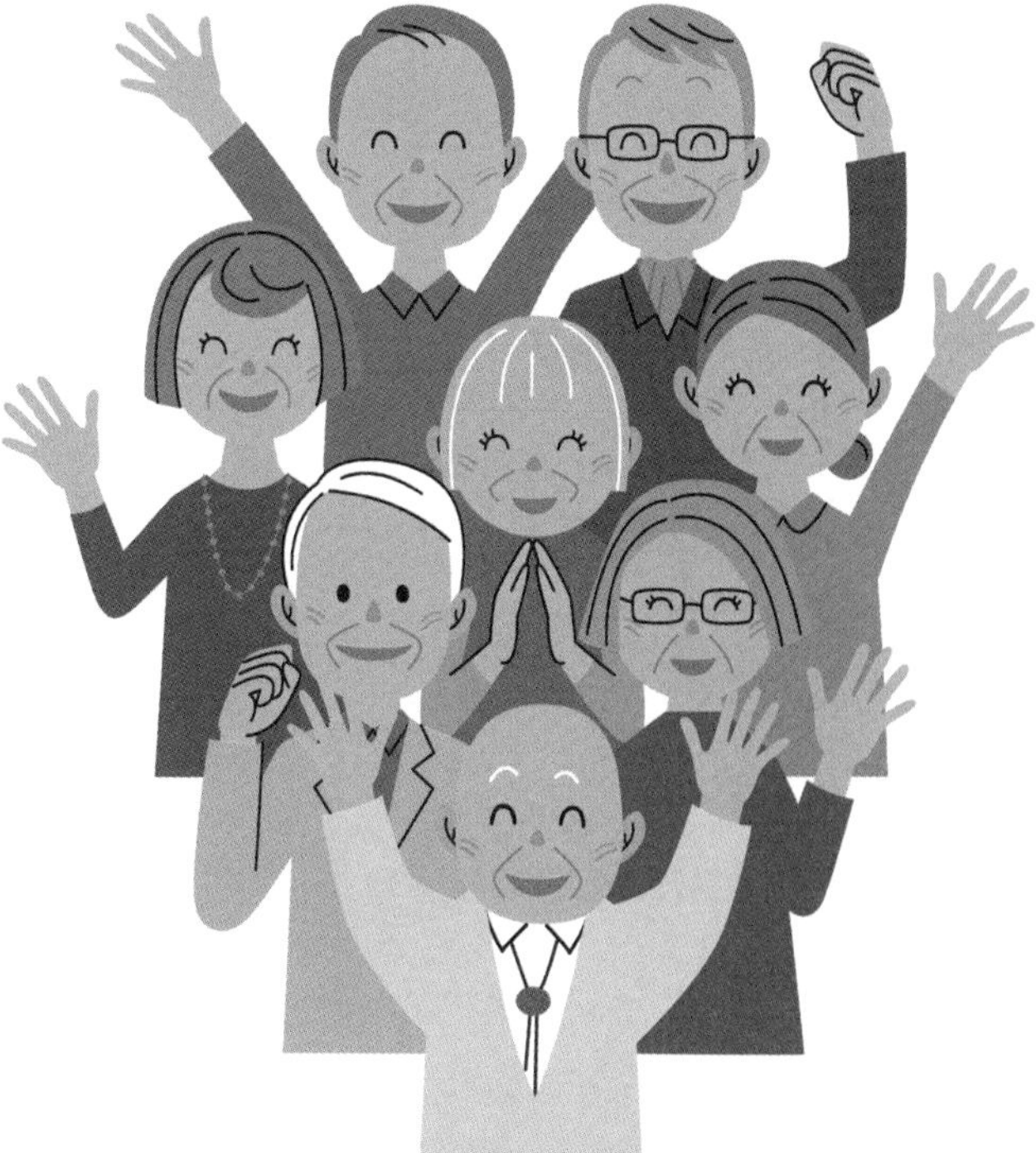

少しの工夫でみんなが笑顔に！

拒食を防ぐには、まず前記の「隠さない」「けなさない」「強制しない」を守り、何ごとに対しても本人の意欲を低下させないことです。

もし拒食になってしまったら、食べ物をペースト状にしたり、軽い運動を勧めたりするなど、本人が食べたくなるような工夫をします。

薬を飲まない場合は、水に混ぜて与えます。また、どんな場合でも水分補給は必須です。どうしても飲まない場合は、病院で点滴を受けましょう。

◎生活環境を無視しない

これは、本人が入院、転居、入所する場合には、生活環境に配慮しましょう、という意味です。生活環境が変わっただけで、認知症が一気に進行することがよくあります。環境を変える場合は、本人がいつも使っている私物を持っていく、本人と下見に行く、以前に本人が使っていた部屋の家具や机、内装などを同じ雰囲気にする、家族や友人による面会の回数をなるべく多くする、などの配慮が必要です。

6
章

手術で劇的に治る認知症もある

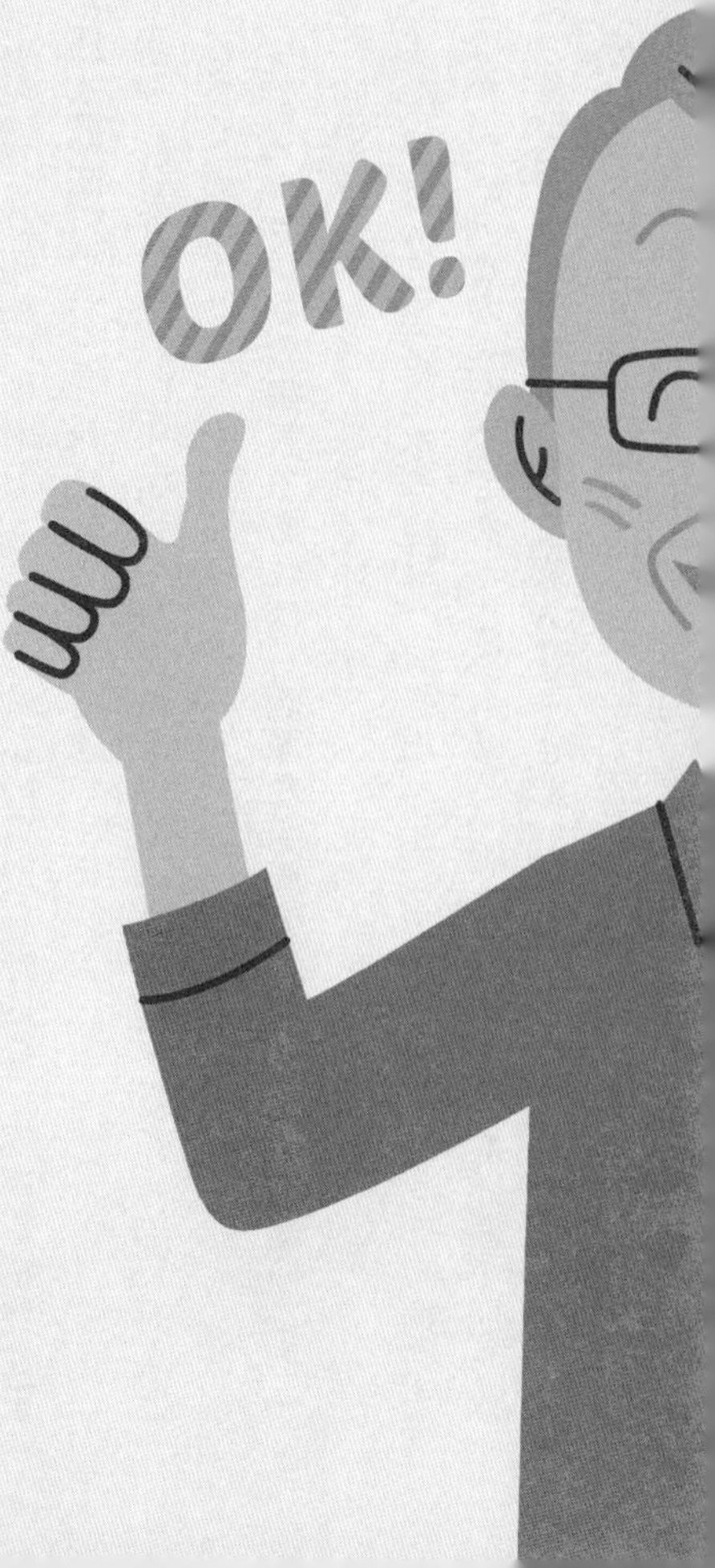

改善率90％超！ドラマチックな回復例も多い手術

最後に、認知症の中でも、とりわけ私の専門分野になっている**特発性正常圧水頭症**について、お話ししたいと思います。

現在、特発性正常圧水頭症の割合は認知症全体の3・5％、約15万人と数は多くありません。

しかし、**もしこの病気であれば、簡単な手術で治る可能性が高い**ことから、問い合わせが多くなっています。

また、特発性正常圧水頭症は、アルツハイマー病（31ページを参照）などほかの病気との複合型であることも多く、しかも、それが診断で明らかにされていないケースも少なくありません。

その場合は、特発性正常圧水頭症を改善することで、患者さんの自立度・介護度が改善する可能性もありますので、アルツハイマー病などほかの認知症との診断を受けた方も、ぜひ読み進めていただきたいと思います。

水頭症は、中枢神経（次項参照）を循環している脳脊髄液の流れが悪くなって、頭蓋内に水が過剰にたまる病気です。

生まれつきの「先天性水頭症」、過去の病気によって起こる「二次性水頭症」、そして「特発性正常圧水頭症」の3種類があります。

「特発」とは、原因がよくわからないことをいいます。また、先天性と二次性の場合は脳圧が高くなりますが、特発性正常圧水頭症の場合は、ほとんど変わりません。これが病名の由来です。

ちなみに、特発性正常圧水頭症は英語で「idiopathic Normal Pressure Hydrocephalus」といい、この頭文字を取って、iNPHとも呼びます。

特発性正常圧水頭症は、後述する診断基準が満たされたうえで手術をした場合は、その有効率は90％を超え、中には私も驚くようなドラマチックな回復をたどるケースも少なくありません。

一つ、具体例を紹介しましょう。

Yさんという当時81歳になる女性が来院されました。

ご家族の話では、数カ月前から急にもの忘れがひどくなったかと思うと、「服を前後逆に着る」「エレベーターの前でボーッと立ったままでいる」「電話をかけるといって、テレビのリモコンを押す」といった異常行動が目立ちはじめたそうです。

やがて、症状はさらに進行し、来院されたころには付き添いの娘さんをはじめ、**ご家族の名前もわからない状態**でした。**歩行も困難で、排尿や排便も自覚できなくなり、一日中ボーッとしているようになっていました。**

初めてYさんと対面したとき、私の顔を見て「白馬に乗った王子様が来たよ」とつぶやいたことが、今でも印象に残っています。

検査の結果、特発性正常圧水頭症である可能性の高いことがわかったので、ご家族とも話し合い、手術をしました。

結果は、私の予想を超える劇的なもので、**手術の翌日にはお見舞いに来た娘さんの名前を呼んだため、娘さんもびっくり、大変な喜びようでした。この日には、食事も自分でとれるようになっています。**さらに、その翌日には**トイレに行けるように**なり、病院から**自分で電話**をかけています。リハビリの成果もあって、**間もなく歩行も普通にできるように**なり、手術から1カ月半後には、元気に歩いて退院されました。

娘さんの話では、退院後の回復もめざましく、自分の身の回りのことは自分でやり、**掃除や買い物などの家事も手伝ってくれるまでになった**とのこと。知人の電話番号は家族の誰よりも覚えているそうで、症状が出る前以上に健常な母親に戻ったと、言葉を弾ませていました。

特発性正常圧水頭症は、どんな病気？

特発性正常圧水頭症は、ひと言でいえば、脳脊髄液の流れや吸収が悪くなり、脳のすき間（脳室）にたまった脳脊髄液の圧迫によって、脳の血流が悪化する病気です。

脳は、首から腰まで伸びている神経の束である「脊髄」とつながっています。これによって手足の感覚をつかみ、運動できるようになっており、全体として中枢神経と呼ばれています。

中枢神経の周りは、クモ膜と硬膜と呼ばれる薄い膜でおおわれています。そして、その膜の間を通って、中枢神経全体を循環しているのが脳脊髄液です。

これまでにも説明したとおり、私たち人間の脳は大脳、小脳、間脳《かんのう》、脳《のう》幹《かん》の部分に分かれており、これらの間に脳室と呼ばれるすき間があります。

● 脳脊髄液の流れ ●

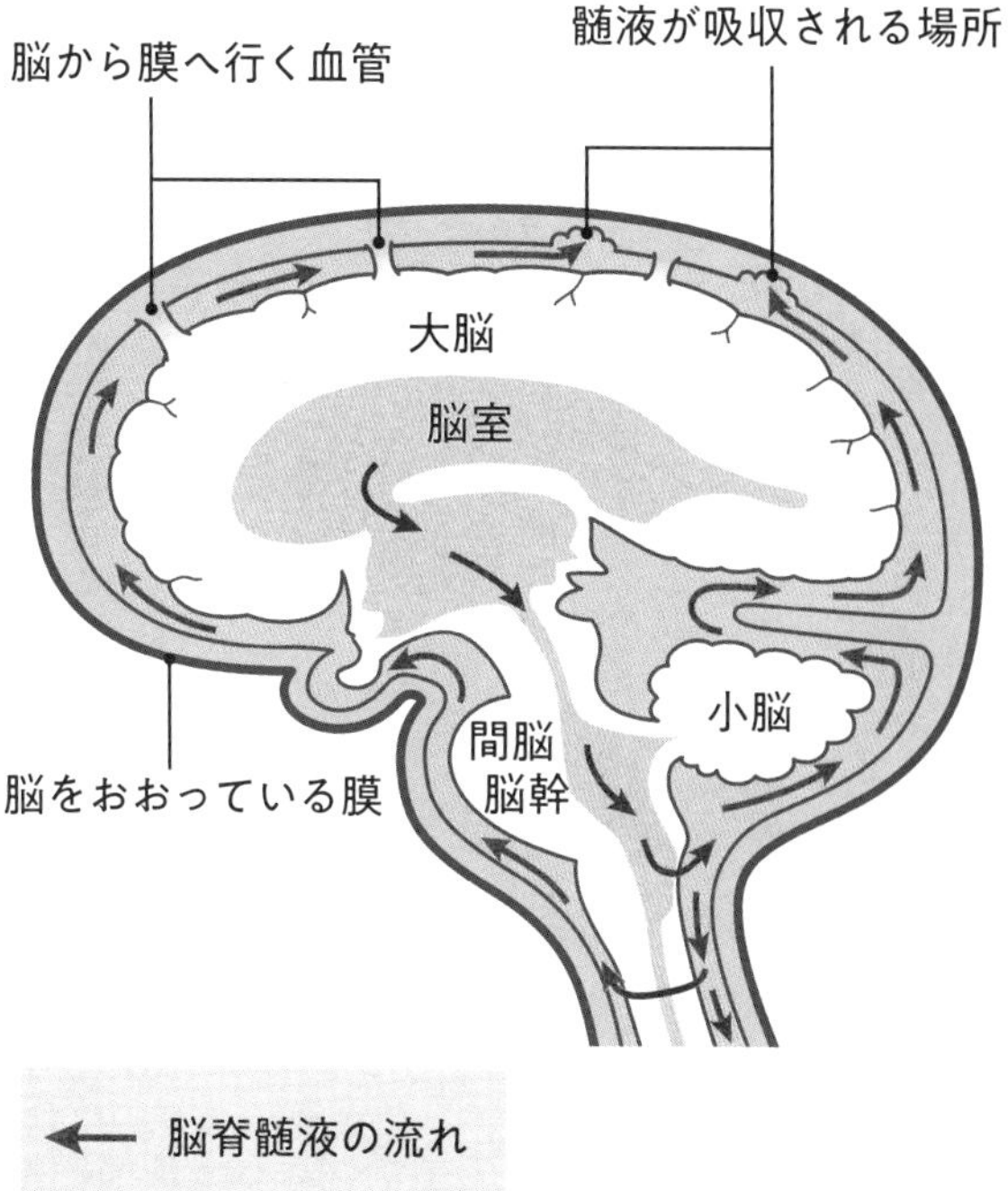
髄液が吸収される場所
脳から膜へ行く血管
大脳
脳室
小脳
間脳
脳幹
脳をおおっている膜
← 脳脊髄液の流れ

この脳室にある脈絡叢《みゃくらくそう》という毛細血管からしみ出た脳脊髄液は、脳と脊髄の周りをめぐったあと、主に脳のてっぺんにあるクモ膜顆粒《かりゅう》で吸収されて静脈に入り、最終的に心臓に向かいます。一日3回ほど入れ替わり、合計で450㎖ほどつくられます。

なお、最近の研究では、脳脊髄液の吸収はクモ膜顆粒だけでなく、中枢神経をめぐっている間に、どこからでも吸収されている可能性があるようです。

脳脊髄液の働きには、主に二つあります。

一つは緩衝《かんしょう》作用といって、頭や体に外から衝撃を受けたときに、脳や脊髄をショックから守るクッションの役目です。

もう一つは脳表循環作用と呼ばれる、脳の血のめぐりを円滑にする役目で、こと特発性正常圧水頭症に関しては、こちらの働きが重要になります。

脳脊髄液の吸収が悪くなると、まず、脳の表面、特に脳の前部である前《ぜん》頭葉《とうよう》の表面の血の流れが悪くなります。

次に、流れが滞った脳脊髄液が脳室にたまって脳室が拡大し、周囲の組織を圧迫するために、その部分の血流も悪化します。そして、その影響は徐々に広がり、最終的には脳全体の血流が悪くなっていきます。

その結果、神経細胞へのブドウ糖や酸素の供給が減少し、細胞活動も低下。これが特発性正常圧水頭症の発症につながっていきます。

三大症状は「歩行障害」「認知障害」「尿失禁」

脳脊髄液の吸収障害から脳の血流悪化、そして特発性正常圧水頭症へと至るプロセスは、特発性正常圧水頭症の三大症状である「歩行障害」「認知機能の低下」「切迫性尿失禁」の出方にも反映しています。

つまり、血流が悪化していく脳の領域の機能低下に合わせて、それぞれの症状が現れてくるのです。

最初に現れるのが「歩行障害」です。

これは脳室のすぐ側にある錐体外路線維《すいたいがいろせんい》と呼ばれる、主に筋肉の随意運動をつかさどる領域の血流から悪くなるためです。症状の特徴は、足の筋肉の緊張が異常に高まることで、足が上がらずにヨチヨチ歩きになります。

また、歩くのが不安定なため、バランスを取ろうとして、自然にガニ股歩きになってきます。**ヨチヨチ歩き、ガニ股歩きで、歩行速度も遅い**。これが、特発性正常圧水頭症による歩行障害の大きな特徴です。

次に現れる症状が、「認知機能の低下」です。

これは錐体外路線維に次いで、意志や活発性、反応性などの調整に関係する前頭前野線維《ぜんとうぜんやせんい》の血流に障害が起こるからです。

そのため、**特発性正常圧水頭症による認知症は、見た目が「ボーッとした印象を受ける」というのが一番の特徴**になります。

やる気がなく無表情で、呼びかけても反応が遅いといった症状もありま

• 特発性正常圧水頭症の３大症状 •

歩行障害

ヨチヨチ歩き、ガニ股歩きで、
歩行速度が遅くなる

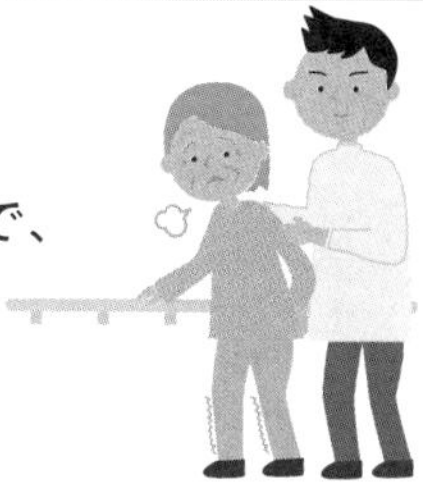

認知機能の低下

やる気がなく無表情で、
呼びかけても反応が遅くなる

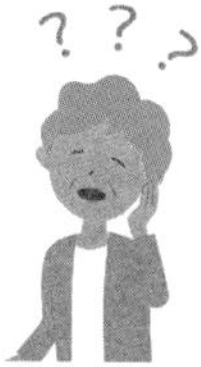

切迫性尿失禁

尿意はあるが、トイレまで行くのに
間に合わず漏らすようになる

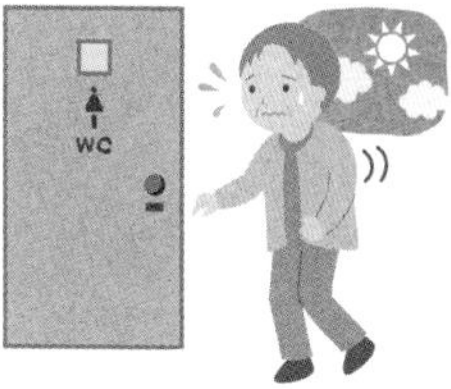

す。一方、ほかの認知症にあるような徘徊や、暴力的で怒りっぽいといった能動的・攻撃的な症状はあまり見られません。

そして、最後に現れるのが「切迫性尿失禁」です。

これは、脳室から最も外側にある膀胱排尿中枢野線維《ぼうこうはいにょうちゅうすうやせんい》の血流に障害が出てくるためです。この領域は、膀胱にたまったおしっこが出るのを抑える役目をしています。私たちが尿意を感じても、トイレに行くまでがまんできるのは、この膀胱排尿中枢が働いているからなのです。

切迫性尿失禁というのは「おしっこががまんできない」という症状です。おしっこをしたいという気持ちがあって、トイレにも行こうとするけれども、ボーッとしていたり動きが鈍かったりするため、トイレに行く前に漏らしてしまうのです。

自覚のないままに漏らす「腹圧性尿失禁」とは異なり、特発性正常圧水頭症の特徴的な症状といえます。

アルツハイマー病やパーキンソン病との違いは？

前記したような特発性正常圧水頭症の症状が目立ってくると、アルツハイマー病やパーキンソン病（手足のふるえや筋肉のこわばりが進み、体が動かせなくなる難病）などと混同する方が少なくありません。

しかし、これらの病気と特発性正常圧水頭症とは、それぞれ特徴が異なるので、かなりはっきりと区別できます。

アルツハイマー病は早くて40代の若いころから、2～10年の長い時間をかけて徐々に進行します。頭頂葉から側頭葉にかけて障害されるため、初期には次のような症状が現れます。

・最近の事柄を憶えていない **（記憶障害）**

・それが何をどうするものかがわからない **（認知障害）**
・何かをしようとしても、やり方がわからない **（行動障害）**
・人や時間、場所がわからない **（見当識障害）**

アルツハイマー病は、特発性正常圧水頭症のように錐体外路線維や膀胱排尿中枢野線維がある前頭葉の障害は末期まで起こらないので、それまでは歩行障害や尿失禁の症状が出ないのも特徴です。

また、**自発性がなくなることも、反応が遅くなることもなく、見た目は「元気で活発」な印象**を受けます。「ボーッとしている」印象が特徴である特発性正常圧水頭症とは、この点も明らかに異なります。

もう一方のパーキンソン病は、脳の奥にある基底核部《きていかくぶ》という神経細胞群の障害によって起こる病気で、これも2～20年という長い年月をかけて進行します。

基底核部は、主に運動系機能をコントロールしているため、歩行障害の

● ほかの病気と見分けるには？ ●

	特発性正常圧水頭症	アルツハイマー病	パーキンソン病
主に障害される部位	前頭葉・基底核部	頭頂葉・側頭葉	基底核部
発症後の経過	急速に進行・変動あり	徐々に進行	徐々に進行
発症年齢	多くは60歳以降	40歳以降	50歳以降
認知障害の有無と特徴	症状あり。ボーッとした印象、自発性がない、反応が遅い	症状あり。元気で活発な印象、記憶障害、認知障害、見当識障害、徘徊	症状なし
歩行障害の有無と特徴	症状あり。ガニ股のヨチヨチ歩き、歩くのに時間がかかる	症状なし	症状あり。ヨチヨチ歩き、歩きだすと止まらない、腕を振って歩く
尿失禁	症状あり。切迫性で、急に強い尿意を覚える	症状なし	症状なし
その他の症状	―	―	顔の表情が乏しい、手の震え、うつ傾向

目立つのがパーキンソン病の一番の特徴です。

ただし、特発性正常圧水頭症の歩行障害とは、症状が大きく異なります。特発性正常圧水頭症ではガニ股のヨチヨチ歩きで、歩行速度もゆっくりです。

これに対し、**パーキンソン病の場合は、歩きはじめはヨチヨチ歩きで時間がかかりますが、いったん歩き出すと速くて止まれなくなり、そのために転んだりする**ことがよくあります。これを加速現象といいます。

パーキンソン病は全身の筋肉が異常に緊張する病気のため、歩行障害のほかにも手が震える振戦《しんせん》、顔の表情が乏しくなる仮面様顔貌《かめんようがんぼう》などの症状も伴います。

そして、ときにうつ状態になることはあるものの、認知症状や尿失禁は末期まで出ないのも特徴です。

自宅で判定できるチェック・スケール

私が考案した「特発性正常圧水頭症のチェック・スケール」があります。これは、私が過去に治療した550人以上の患者さんのデータを元に作成したもので、初めて来院された患者さんには、ご本人か付き添いのご家族の方にチェックしていただいています（195ページを参照）。

例えばQ1について。特発性正常圧水頭症は、早い方では50代で発症することから、「50代から危険年齢」といえます。

Q3に関して。症状が急に悪くなるのが、この病気の特徴です。実際、発症後1年以内に急に悪化して来院されたケースの8割が、特発性正常圧水頭症でした。

Q7は4単語テストといって、本格的な検査でも行なうものです。簡単にできるので、ここでも指標にしています。

各設問の合計点数が5点以上の場合には、92・4％の高確率で特発性正常圧水頭症が疑われます。つまり、本格的な診察・検査の前に、特発性正常圧水頭症であるかどうかが、かなりの精度で明らかになるのです。

チェックはご家庭でも簡単にできますので、心当たりのある方（本人や家族）は、ぜひ試してください。

私はチェック・スケールの結果をもとに、確定診断のための最終的な精密検査を受けるよう、患者さんにお勧めしています。

検査は、まずMRIやCTの画像診断機器を使って、脳の画像診断を行ないます。どちらも体の外から電波やX線を照射して撮影するだけなので、痛みや苦痛はまったくありません。画像診断では、次の所見が見られた場合に特発性正常圧水頭症を疑います。

・脳室が大きくなっている
・側頭葉にはすき間があるが、高位《こうい》円蓋部《えんがいぶ》（脳のてっぺん）にはすき間がない

●特発性正常圧水頭症チェック・スケール●

Q1 年齢は何歳ですか？
50歳未満（0点）／50歳以上（1点）

Q2 以前に脳の病気をしたことがありますか？
はい（0点）／いいえ（1点）

Q3 症状が出はじめてどのくらいたちますか？
12カ月未満（1点）／12カ月以上（0点）

Q4 最初の症状は歩行障害ですか？
はい（2点）／いいえ（0点）

Q5 歩くときは、ガニ股のヨチヨチ歩きですか？
はい（2点）／いいえ（0点）

Q6 ボーッとして反応が遅いことが多いですか？
はい（2点）／いいえ（0点）

Q7 4つの野菜の名前を答えるのに要する時間は？
30秒未満（0点）／30秒以上（2点）

Q8 おしっこを漏らす前に、尿意を感じますか？
はい（2点）／いいえ（0点）

ご家族の場合は、ご本人の動作や声などでチェックしてください

合計　　点

合計5点以上の人は、特発性正常圧水頭症の可能性が高い

症状と画像検査で特発性正常圧水頭症の疑いがある場合、次は脳脊髄液排除試験（ＬＴＴ試験）という検査を行ないます。

特発性正常圧水頭症は、脳脊髄液の吸収が悪くなって流れが滞ることから起こるものですから、脳脊髄液の通り道である腰から少量の脳脊髄液を抜いて、いったん流れをよくしてみるのです。

これも簡単な検査で、痛みはなく時間もかかりません。

その後、３メートル往復歩行試験や４単語試験（４つの野菜の名前を挙げるテスト）、国際基準である検査ＭＭＳＥ（75ページ参照）などを行ない、症状の良化が見られれば、ほぼ特発性正常圧水頭症と診断できるわけです。

なぜ頭に触らずに症状が治るのか

特発性正常圧水頭症は、「脳脊髄液の吸収が悪化し、流れが滞る」➡

「吸収されない脳脊髄液が脳室にたまって脳を圧迫する」➡「脳の血流が悪化する」➡「症状が現れる」というプロセスをたどります。

ということは、病気のおおもとを正せば、つまり、脳脊髄液の吸収を促進させて流れの滞りを解消すれば、自然に症状も消えていくはずです。

そのおおもとを正すことが、手術で可能なわけです。前記した脳脊髄液排除試験は、その模擬テストでもあります。

特発性正常圧水頭症の手術は「シャント」といって、**脳脊髄液の通り道にチューブで人工的にバイパスを設け、通り道の別の場所に導くことで、流れの滞りを解消する**ものです。

チューブは皮膚の下を通し、そのまま固定します。利用するチューブの太さは1・5ミリと細く、途中に流量を調節する小さなポンプがついています。このポンプで脳脊髄液の流れ具合を一定にしたあと、チューブを皮膚の下に埋め込みます。

脳脊髄液を吸収するための小さな穴を皮膚に開けますが、その傷が治れば運動や入浴もできますし、日常生活にはまったく支障がありません。

シャント手術にはいくつかの方法があり、最も普及しているのが、脳室とおなかにある脳脊髄液の通り道をチューブで結ぶ「V‐Pシャント」です。これは、脳室にチューブを通すために頭の骨に1センチほどの穴を開けなくてはなりません。患者さんやご家族には大きなプレッシャーになります。

そこで最近では、「L‐Pシャント」といって、腰の脳脊髄液の通り道とおなかをチューブで結ぶ方法も行なわれるようになっています。この方法のよい点は、頭にいっさい触らないことです。患者さんやご家族のプレッシャーも軽減されます。

その一方で、L‐Pシャントにも一つ難点があります。それはV‐Pシャントと同様、全身麻酔で行なわなければならないことです。

● シャントン手術の主な種類 ●

腰椎・腰椎シャント
（L-L シャント）

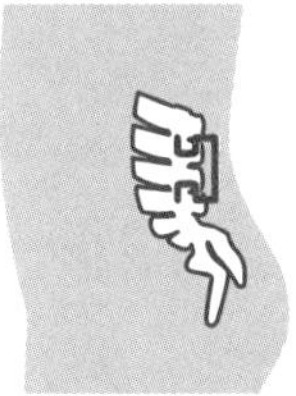

腰椎・腹腔シャント
（L-P シャント）

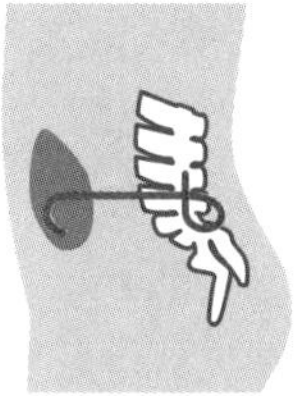

脳室・腹腔シャント
（V-P シャント）

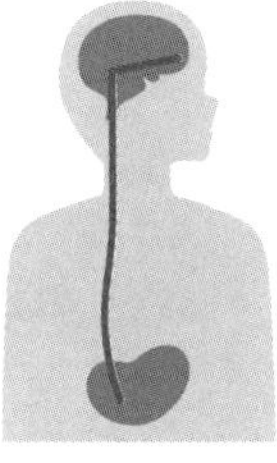

全身麻酔は体に大きな負担がかかりますので、高齢者や、心臓や肺など他の臓器に重い疾患がある方には、施せないケースもあります。

その場合は手術を見合わせ、2〜3カ月に1度のペースで定期的に来院していただき、背中から脳脊髄液を抜く方法を取ります。

しかし、これも患者さんには大きな負担になり、ご本人はもとより、ご家庭も大変な思いをされます。

そんな様子を見るにつけ、私は「患者さんの頭に触らず、しかも全身麻酔が不要な方法はないだろうか」と考え続けました。

その結果、独自に考案・確立させたのが、「L-Lシャント」という新手術です。

私の考案した新手術で心身への負担が激減

L‐Lシャントでは、腰の脳脊髄液の通り道と、腰の神経を包む硬膜の上をチューブで結びます。

この方法を開発するうえで最大のポイントになったのは、腰の硬膜から脳脊髄液が吸収されるかどうかでしたが、ヒントはペインクリニック（痛みの専門治療）のブロック注射にありました。

ブロック注射とは、痛い場所を通っている神経の近くに痛み止めを注射することです。例えば、坐骨《ざこつ》神経痛では腰の硬膜の上に注射することで、痛みが引いていきます。ということは、硬膜から薬がきちんと吸収されていると考えられます。

それならば、脳脊髄液も吸収されるに違いないと考えたのが、L‐Lシャント誕生のきっかけでした。

L-Lシャントであれば、腰の背骨に沿って5㎝ほど皮膚を切るだけですから、局所麻酔ですみます。頭にも触らないため、患者さんの負担は大幅に軽減します。

私が初めてL-Lシャントで特発性正常圧水頭症の治療をしたのは、2011年のことです。患者さんは当時78歳の男性でした。

この方はボーッとしていて、私が話しかけても反応がほとんどなく、車椅子に座ったままで、尿失禁のために常時おむつをしていました。

典型的な特発性正常圧水頭症ですが、心臓を悪くしており、全身麻酔ができない状態でした。そこで、ご本人とご家族に相談し、了解を得たうえでL-Lシャント手術をしたのです。

手術は大成功で、患者さんは治療中にも話ができるほどリラックスしていました。そして、翌日には私たちスタッフにきちんと挨拶され、好きな本を読み始めました。さらに、杖をついて自らトイレにも行かれたのです。

まさに、世界初の新手術が成功し、確立した瞬間でした。

以来、現在までに私は全身麻酔ができない患者さんに対して、L-Lシャントによる治療を実施。80％以上に症状の改善が確認されています。

この中には98歳と96歳の方も含まれており、間違いなく世界最高齢での特発性正常圧水頭症の治療例と思われます。

ここまで述べてきた特発性正常圧水頭症の治療の流れを、よりリアルにつかんでいただくために、代表的な症例を一つ紹介しておきましょう。

アルツハイマーの診断を乗り越え職場復帰

２００２年、中学校の校長を60歳で退職後、自宅で塾を始めたKさん（男性）でしたが、２００４年1月ごろから急速にもの忘れが激しくなってきました。

駅からの帰り道がわからなくなったり、家族の名前が思いだせなくなったりすることが増えたのです。

5月に入ると、塾の授業中に数学の公式が思いだせずに生徒に教えてもらうことが重なり、6月には塾を休業せざるをえなくなりました。

近所の人からも「性格が変わったみたい」といわれ、それをご家族が本人に伝えても、「自分は元気だから心配するな」とKさんは答えるばかりです。

7月には、ガニ股、ヨチヨチ歩きになり、ほとんど外出もしなくなりました。

見かねたご家族がKさんを大学病院へ連れて行ったところ、アルツハイマー型認知症との診断で、有効な治療はないといわれたそうです。

2004年12月に放送された「特発性正常圧水頭症のドキュメンタリー番組」で私のことを知り、ご家族がKさんを連れて来院されたのは、その直後のことです。

ＭＲＩでの画像診断、および脳脊髄液排除試験では、特発性正常圧水頭症の疑いがあり、治療適応と判定しました。

また、３メートル往復歩行試験は46秒・51歩（正常は７〜８秒・６〜７歩）、４単語試験は42秒（正常は５秒以内）、ＭＭＳＥは14点（正常は25点以上。78ページを参照）でした。

そこで、Ｋさんとご家庭にその旨を説明し、了解を得たうえで２００５年１月に入院してもらい、Ｌ‐Ｐシャント手術を行ないました。

手術も、術後の経過も順調で、１週間後に退院。来院されたときについていた**杖も持たず、元気に歩いて帰られました**。

手術１カ月後の検査では、３メートル往復歩行試験は19秒・22歩に、４単語試験は22秒に、ＭＭＳＥは23点にアップするなど、いずれも大きく改善されました。

３カ月後くらいからは、激しいもの忘れなどの手術前にあった症状はほとんどなくなり、**塾も再開できるようになりました**。

シャント治療に関するQ&A

Q 手術後、回復はどのような経過をたどりますか?

A 最も早く回復するのは歩行障害と尿失禁です。手術翌日に効果が見られることも少なくありません。認知障害は、手術の3カ月後くらいから徐々によくなってくるパターンが一般的です。

具体的には、**会話がスムーズになる、反応がよくなる、笑顔が増える、やる気が出る**、といった変化が目立ってきます。

Q 特発性正常圧水頭症ではない認知症には効果はありませんか?

A そうとはいいきれません。1章でも触れたように、認知症は原因が一つだけとはかぎらず、たとえば、アルツハイマー病や脳血管性認知症、特発性正常圧水頭症などが混合しているミックスチュア(混合型)も少なくありません。

そういう場合は、シャント手術を行なうことで、少なくとも特発性正常圧水頭症による影響は改善される可能性があります。

Q　合併症の心配はありませんか？

A　ほとんどありませんが、強いていえば、次のような可能性が挙げられます。

・L－PシャントやL－Lシャントでは、術後に腰や足の痛みが出るケースが10％ほど見られますが、1～2カ月で徐々に消えていきます。

・まれにチューブに細菌が感染し、炎症が発生するケースもあります（7・5％）。ただ、ほとんど抗生物質の投与で解決できます。

・チューブを入れる脳脊髄液の通り道のスペースが狭いために、チューブが詰まることもあります。約5～10％の確率ですが、682例中3件でした。

いずれも、万が一起こっても的確に対処できることですので、安心してください。

Q 発症してからの時間がたっていれば手遅れですか？

A 来院されてシャント手術を受けるのが早いほど、回復もしやすくなるのは間違いありません。私は症状が出はじめて1年半以内をその目安としていますが、それ以上経過していても手術が有効である可能性はあります。あきらめず、まずは受診することが大切です。

Q 治療に要する期間や費用はどのくらいですか？

A 入院の期間は、検査機関も含めて2〜3週間です。ちなみに、手術に要する時間は1時間程度です。入院費用は、仮に10日間入院（4人部屋）してシャント手術を行なった場合、手術料も含め、健康保険本人3割負担で35万円前後になります。

Q どんな病院・診療科目を受診したらいいですか？

A 診療科目は脳神経外科、神経内科、精神科などですが、できれば特発性正常圧水頭症の専門医に診てもらうのが一番です。

ただ、専門医がいる医療施設はまだ少なく、お近くに見つからないかもしれません。そんな場合は、かかりつけ医に相談し、アドバイスを求めましょう。

日本正常圧水頭症学会の会員がいる病院については、日本正常圧水頭症学会のホームページで確認することができます。

おわりに

誰でも使え、確実に力になるメソッドを

「認知症には、なりたくない！」

講演などで、お年寄りに話を聞くと、よくこう口にされます。

脳の病気で最も恐れられているのが脳梗塞（脳の血管が詰まる病気）や脳出血ですが、認知症も負けず劣らず〝不人気〟のようです。

ただ、「死と直結しかねない」脳梗塞・脳出血とは違い、認知症の場合はもっぱら「家族に迷惑をかけたくないから」というのが理由になるようです。

そのお気持ちは、長年、臨床の現場で多くの認知症の患者さんや、その

ご家族に接してきた私にも痛いほどわかります。

認知症は、本人だけでなく、家族をも「介護」という深刻な事態に巻き込む病気だからです。

日本における認知症の患者数の増加は、かつての厚生労働省の予想をはるかに上回っており、同省によると、2020年現在、65歳以上の認知症の人は約600万人となっています。

2025年には、約700万人、65歳以上の高齢者の約5人に一人が、認知症という、大変な時代がやってきます。

60代といえば、今ではまだまだ現役です。働き盛りといっても過言ではないでしょう。それだけに、家庭や社会に及ぼす影響は計り知れないものがあります。

たとえば、介護の問題一つをとっても、そうです。前記の推計からすると、患者一人に介護者一人としても、2025年には患者を含めて約1400万人が、この問題に深くかかわらざるをえなくなるわけです。

ただでさえ、少子高齢化が進む今後、このままでは介護難民や、介護による共倒れも、より深刻な問題になっていくことは避けられないと思います。私が最も懸念しているのもその点です。

残念ながら今の段階では、認知症の特効薬はなく、信頼できる有効な治療法も確立されていません。

その現実の中で、私たち医師がすべきことは何かというと、「病気の進行を止めること」「少しでも症状を改善させ、1段階でも2段階でも、自立度を上げること」「本人やご家族の負担を軽減させていくこと」だと思っています。

もちろん、そのためには予防も重要であることはいうまでもありません。

私が「OK指体操」という自ら考案した認知症改善メソッドの啓蒙《けいもう》に力を注いでいるのも、ひとえにそのためです。

現在は、受診された患者さんに体操のやり方を収録したDVDを贈呈したり、講演の機会にお勧めしたりしていますが、それだけでは限界があります。「ＯＫ指体操」の有効性に確信を持っている私としては、もっと広く、そして多くの方々に役立てていただきたいと願っているのです。

最近は、「ＯＫ指体操」を機能訓練の一環として導入する老人ホームも見られ、私としても大いに勇気づけられるところとなっています。

また、今回のような書籍という形を通じての啓蒙にも、とても大きな期待をかけています。

認知症によって背負わされた多くの方々の心や体の重荷が、拙著を読むことで軽減されることを深く祈念してペンを擱《お》かせていただきます。

竹内　東太郎

参考文献

1）半田肇、花北順哉：『神経局在診断―その解剖、生理、臨床―』文光堂、1982
2）五島雄一郎編：『脳と老化』日本医師会雑誌カラーページ集、1991
3）長谷川和夫編：『老年期痴呆診療マニュアル』日本医師会雑誌114(10)、1992
4）長谷川和夫編：『痴呆とケアのマニュアル　その日のために…』診療新社、1995
5）竹内東太郎：『ボケが手術で治った』廣済堂出版、1998
6）竹内東太郎他：『もの忘れを防ぐ100のコツ』主婦の友社、2002
7）竹内東太郎：『命びろいの脳ドック』メディカルビュー社、2005
8）読売新聞医療情報部編：『患者にやさしい医療最前線』技術評論社、2005
9）石川正恒、桑名信匡、竹内東太郎他：『特発性正常圧水頭症診療ガイドライン第1版』メディカルレビュー社、2004
10）竹内東太郎他：『神経疾患、最新の治療2006-2008』南江堂、2006
11）竹内東太郎、笠原英司他：『特発性正常圧水頭症に対する局所麻酔下での腰椎くも膜下腔―腰椎硬膜外腔短絡術（第2報）―手術術式の工夫と初期設定圧の決定―』脳神経外科速報25,656-663、2015
12）Takuchi T,Kasahara E:Surgical Indications and Operative Results of Lumbosubarachnoid-Lumboepidural shunting in 29 patients with Idiopathic Normal-pressure Hydrocephalus under Local Anesthesia. 59,498-503、2019
13）新井一、伊達勲、石川正恒他：『特発性正常圧水頭症診療ガイドライン第3版』メディカルレビュー社、2020

本書は、マキノ出版より刊行された『認知症は自分で治せる』を、文庫収録にあたり、加筆し、改題したものです。

竹内東太郎（たけうち・とうたろう）
　脳神経外科医。「ＯＫ指体操」考案者。１９４８年、東京都生まれ。72年、日本大学医学部卒業。76年、日本大学大学院医学研究科博士課程、外科系脳神経外科学専攻にて博士号を取得後、日本大学医学部脳神経外科学教室に入局。84年、カナダのウェスタン・オンタリオ大学附属病院脳神経外科に臨床研修医（レジデント）として勤務。以後、駿河台日本大学病院脳神経外科医局長・外来医長・日本大学専任講師、東松山市立市民病院脳神経外科部長、南東北医療センター院長、行田総合病院病院長、小金井太陽病院病院長、本川越病院病院長、東鷲宮病院高次脳機能センター長などを歴任し、現在は埼玉成恵会病院健康管理センター長、日本正常圧水頭症学会顧問を務める。特発性正常圧水頭症をはじめ、認知症の診断・治療に力を入れている。
　主な著書に『ＯＫ指体操で認知症はよくなる』（マキノ出版）、『ボケが手術で治った』（廣済堂出版）、『命びろいの脳ドック』（メディカルレビュー社）がある。

知的生きかた文庫

認知《にんち》症《しょう》は自《じ》分《ぶん》で防《ふせ》げる！　治《なお》せる！

著者　竹内《たけうち》東太《とうた》郎《ろう》

発行者　押鐘太陽

発行所　株式会社三笠書房

〒一〇二-〇〇七二　東京都千代田区飯田橋三-三-一

電話〇三-五二二六-五七三四〈営業部〉
　　〇三-五二二六-五七三一〈編集部〉

https://www.mikasashobo.co.jp

印刷　誠宏印刷

製本　若林製本工場

ISBN978-4-8379-8826-7 C0147

C10070